BASTEI
LÜBBE

Von Julie Brand erschienen bei BASTEI-LÜBBE:

12531 Ein Single kommt selten allein
12563 Liebe im Nachfüllpack
12615 So angelt man sich einen Typ
12639 Drei Männer sind einer zuviel
12683 Herrchen gesucht
12711 Küsse niemals deinen Boß

Jule Brand

HERZ ATTACKEN

BASTEI LÜBBE

BASTEI-LÜBBE-TASCHENBUCH
Band 12 778

Originalausgabe

Printed in Germany Januar 1998
Einbandgestaltung: Gisela Kullowatz
Titelfoto: Andreas Jung, Düsseldorf
Satz: hanseatenSatz-bremen, Bremen
Druck und Bindung: Ebner Ulm
ISBN 3-404-12778-1

Für Florian und Benjamin
und für Anton M., den Rapper von Diepeschrath

1.

Heute ist eine Neue in unsere Klasse gekommen. Mitten im Schuljahr – und mitten im Matheunterricht. Ich stand gerade an der Tafel und sollte eine Gleichung mit drei Unbekannten lösen. Es war gemein vom alten Gürteltier, mich an die Tafel zu rufen, sie weiß genau, daß ich schon bei zwei Unbekannten Schwierigkeiten habe. Und für diese spezielle Aufgabe hatte sich keiner gemeldet, nicht mal Jens, das Mathegenie.

Aber das Gürteltier hat mich seit neuestem sowieso auf dem Kieker. Beim letzten Elternsprechtag hat es meiner Mutter gesagt, ich sei auf dem besten Wege »abzustürzen«, wenn es, das Gürteltier, das nicht gemeinsam mit meiner Mutter verhinderte.

Meine Mutter fährt voll auf dramatische Formulierungen ab, und sie hatte sich deshalb beeilt, ihre volle Zustimmung zur Gürteltier-Methode zu geben, um meinen Absturz zu verhindern.

Erste Maßnahme: ein Nachhilfelehrer für mich. Es habe da auch schon einen im Auge, sagte das Gürteltier, jemanden aus der Zwölf. Ich konnte nur hoffen, daß es nicht diese bebrillte Ziege war, die immer meckert, wenn wir die Abkürzung durch den Oberstufenraum nehmen. Die sieht jedenfalls so aus, als ob sie gut in Mathe wäre.

Aber es kam noch schlimmer.

»Frau Gürteltier, ich vertraue Ihnen vollkommen«, hatte Mama in der Elternsprechstunde geflötet. Frau GÜRTELTIER!

Ich wäre beinahe vom Stuhl gekippt! »Gürteltier« ist eine Erfindung von mir und heißt in echt Gürteler, ein ganz normaler Name. Aber das ist typisch für Mama, sie hat tatsächlich geglaubt, jemand könnte Gürteltier heißen!

Damit stand ich natürlich endgültig auf der Schwarzen Liste des Gürteltiers. Mit Mamas Zustimmung nimmt es mich jetzt permanent dran. Das ist die zweite Maßnahme! Es denkt wohl, wenn ich mich nur oft genug blamiere, fange ich an, Mathe zu verstehen.

Diesmal schaffte ich es, eine Menge Zeit zu schinden, um die Aufgabe an die Tafel zu schreiben. Dreimal brach die Kreide ab, und gerade als das Gürteltier die Geduld verlor und mir die Kreide aus der Hand nahm, um den Rest selber zu schreiben, ging die Tür auf. Die Neue kam herein, zusammen mit unserer Schulsekretärin, Frau Dingenskirchen. ›Dingenskirchen‹ ist keine Erfindung von mir, die Arme heißt tatsächlich so. Ich finde, mit einem solchen Namen hätte sie nicht Schulsekretärin werden dürfen, sondern zum Kabarett gehen müssen.

Namen sind im Augenblick mein neuestes Interessengebiet. Ich finde es faszinierend, zu sehen, wie der Name einen Menschen prägt. Oder ist es umgekehrt? Namenkunde sollte ein Unterrichtsfach sein, statt Mathe zum Beispiel.

Ich selber habe einen gräßlichen Namen. Elisabeth! Das ist hebräisch und heißt »Gott ist mein Eid«. Als ich geboren wurde, war Mama noch sehr katholisch. Aber je älter sie wurde, desto weniger katholisch wurde sie. Nach ihrer Scheidung ist sie sogar aus der Kirche ausgetreten. Und ich stehe jetzt da mit meinem Namen.

Das gräßlichste an Elisabeth ist, daß man es abkürzen muß, weil man sonst überm Aussprechen graue Haare bekommt. Mein Vater nennt mich Lisa, allein schon, um sich vom Rest der Familie abzuheben. Er hat sich vor fünf Jahren von uns getrennt, und Mama sagt, das seien ganze fünfzehn Jahre zu spät gewesen. Sie vergißt allerdings dabei, daß ich unter diesen Umständen nicht gezeugt hätte werden können, und das wäre nun auch wieder schade gewesen, für uns beide und für den Rest der Welt.

Unser Englischlehrer nennt mich Beth oder Betty, er hat uns allen englische Namen gegeben, damit wir englisch fühlen und denken können. Er überschätzt unsere Sprachkenntnisse deutlich. Wenn wir wirklich englisch denken müßten, wären unsere Gehirne öd und leer. Betty und Beth sind jedenfalls schreckliche Namen. Die würde man allenfalls einem Pickel geben. Meine Freundin Valerie gibt allen ihren Pickeln Namen.

»Gustav ist fast abgeheilt«, sagt sie zum Beispiel. »Aber dafür habe ich an Kunigunde herumgequetscht. Sie ist heute doppelt so dick wie gestern und so glasig, daß der Pickelabdeckstift nicht darauf hält. Am liebsten wäre ich zu Hause geblieben.«

Ich warte nur darauf, daß ihr auf der Nase eine dicke Betty wächst oder eine eitrige Beth. Meine Oma aber hat dem Ganzen die Krönung aufgesetzt, sie nennt mich Elli, was einer Ohrfeige gleichkommt.

Mama nennt mich Sissi, wie die österreichische Kaiserin, weil sie sagt, daß ich Ähnlichkeit mit Romy Schneider habe. Sissi ist das kleinste Übel, ich habe mich damit abgefunden. Meine Freundinnen sind sowieso ganz wild auf ein I am Ende. Katharina heißt Kati, Lena hat sich eine ganze Zeitlang Leni schimpfen lassen, und am schlimmsten ist es bei Valerie. Sie besteht darauf, Walli genannt zu werden! Das klingt doch grauenhaft. Ich nenne sie weiterhin Valerie, irgendwann wird sie mir dankbar sein, daß durch mich ihr richtiger Name nicht in Vergessenheit geraten ist.

Die Neue heißt Jennifer, eigentlich ein schöner Name. Sie sieht auch ziemlich schön aus: dunkle, glatte Haare, braune Augen und knusprig braune Haut. Das Gürteltier versuchte, ihr einige Informationen zu entlocken, woher sie komme und wie sie bisher gelebt habe, aber Jennifer stand vermutlich unter Schock. Sie hatte sich nämlich auf den freien Platz neben Simon setzen müssen.

Simon – tja, der Vorname ist jedenfalls nicht schuld daran, daß er sich seine Pickel während des Unterrichts ausdrückt, mit Hilfe eines Systems aus Handspiegeln sogar die in seinem Nacken. Für diese unappetitliche Angewohnheit mache ich seinen Nachnamen verantwortlich: Er heißt Simon Drücker. Ebenfalls passend wäre Simon Benutztniemalsdeodorant, weshalb jeder verstand, daß die Neue dem Gürteltier nichts Privates verriet, sondern vollauf damit beschäftigt war, durch den Mund zu atmen. Im Laufe des Schuljahrs werden wir ausreichend Gelegenheiten haben, herauszufinden, wie sich der Name Jennifer auf den Charakter auswirkt.

Als dem Gürteltier wieder einfiel, daß ich ja noch an der Tafel stand und vor mir die ungelöste Gleichung mit drei Unbekannten, ertönte das Klingelzeichen. Ich war noch mal davongekommen.

»Denk an deine Nachhilfestunde heute nachmittag, Sissi«, sagte das Gürteltier nun noch. »Dein Lehrer wartet um halb vier hier vor E 5.«

Lehrer, männlich! Das hieß, ich blieb vor der bebrillten Meckerziege verschont. Ein Glückstag!

Aber es sollte noch besser kommen. Auf dem Weg vom Schulbus nach Hause gabelte mich meine Schwester in ihrem Auto auf und ersparte mir mindestens siebenhundert Meter zu Fuß bergauf.

Meine Schwester heißt Anna. Weil sie die Ältere ist, hat sie nicht nur den schöneren Namen, sondern auch das bessere Zimmer. Ihres hat einen Balkon, meines nicht. Aber wenn Anna auszieht und heiratet, bekomme ich beide Zimmer.

Im Augenblick gibt es berechtigte Hoffnungen für mich. Annas neuer Freund ist sechsundzwanzig und schon Arzt im Praktikum. Jörg-Thomas ist der erste Typ von Anna, der eigenes Geld verdient und uns nicht ständig den Kühlschrank leerfrißt. Wegen seiner Arbeit hat er leider fast keine Zeit für Anna, aber sie findet das irgendwie toll, und auch sein Name scheint sie nicht zu stören. Neulich hat sie sich eine Frauenzeitschrift mit einem Hochzeitsspecial gekauft und das Bild von einem weißen Tüllkleid ausgeschnitten. Es hängt an der Innenseite ihres Kleiderschrankes, weil sie denkt, daß es dort keiner sieht. Aber ich sehe es zwangsläufig immer dann, wenn ich mir eins von Annas Kleidern ausborge. Das geschieht ziemlich häufig, weil meine eigenen Klamotten mir in letzter Zeit so langweilig vorkommen. Nicht, daß Annas Sachen besonders flippig wären, aber auf die Kombination kommt es an.

Ich bin Weltmeisterin im Kombinieren. Da Mama mir im Monat nur hundert Mark Taschengeld gibt, von denen ich auch meine Klamotten bezahlen muß, bleibt mir gar nichts anderes übrig, als zu kombinieren und zu improvisieren. Dabei hilft mir nicht nur der Zugriff auf Annas Kleiderschrank, sondern auch der auf Mamas Kleider. Und besonders ergiebig ist Omas Speicher.

Wir leben glücklicherweise in einer Zeit, in der alles modern ist, was man mit Selbstbewußtsein trägt. Ich bin das beste Beispiel dafür. In meiner Klasse habe ich einen richtigen Anti-Marken-Boom ausgelöst. Tatsächlich sind diese tristen Homeboy- und No-Limit-Klamotten bei uns total out. Was ich statt dessen schon alles in Mode gebracht habe: Kniebundhosen, Persianermäntel und Kasperlepuppen, die man sich auf die Schulter näht. Augenblicklich ist meine blaue Federkappe der letzte Schrei. Sie ist ein Erbstück meiner Oma, ihr schon lange zu scheußlich. Aber mir steht sie gut.

»Das liegt an deinem jungen Gesicht, Ellilein«, sagt Oma immer und seufzt. Seit sie sechzig geworden ist, ist sie schrecklich eitel. Sie geht zweimal im Monat zur Kosmetikerin, in die Sauna und zur Reflexzonenmassage. Sie trägt nur Sachen von Jil Sander und anderen Langweilern. Man muß so was mit schrillen Klamotten kombinieren, wenn man gut aussehen möchte, aber den Jil-Sander-Schrank hält Oma in der Regel unter Verschluß, so daß ich nicht oft in die Verlegenheit komme. Oma sagt, wenn ich dann mal was für ein Bewerbungsgespräch bräuchte, könnte ich gerne auf sie zurückkommen. Da ist noch eine gute Weile hin. So lange halte ich mich lieber an ihren Speicher und den unerschöpflichen Kleidervorrat dort oben.

Der absolute Knüller ist Omas Brautkleid. Ich habe es neulich erst entdeckt. Sie und mein Opa haben noch in der Steinzeit geheiratet, neunzehnhundertachtundfünfzig, das Kleid ist eine größere Rarität all der Federhut. Und Weiß steht mir ziemlich gut. Im Sommer werde ich damit zur Schule gehen.

»Na, wie war's heute in der Schule?« fragte Anna. Seit sie ihr Studium begonnen hat, tut sie so, als sei Schule das Wunderbarste auf der Welt. Um sie nicht unnötig neidisch zu machen, berichtete ich nur über die unangenehmen Dinge, die Gleichung mit drei Unbekannten, den Geschichtstest morgen und den Mundgeruch unseres Deutschlehrers namens Alke.

Anna verzog schmerzlich das Gesicht. Sie hatte auch den Alke in Deutsch gehabt, sie kannte seinen Mundgeruch.

»Wie fauliges Katzenfutter«, sagte sie.

»Wie vergorene Milch«, ergänzte ich, und obwohl beide Geruchsrichtungen einander nicht unbedingt gleichen, nickten wir in schönstem Einvernehmen. Der Alke roch nach beidem, fauligem Katzenfutter und vergorener Milch.

Mama hatte es wieder mal nicht rechtzeitig von der Firma nach Hause geschafft und war voll gestreßt, das sah man schon an der lieblosen Art und Weise, in der sie die

Verpackung der Tiefkühlbaguettes aufriß und die Dinger in den Backofen warf.

»In der Firma ist die Hölle los«, sagte sie. »Ich muß heute nachmittag noch mal hin. Könntest du bitte die Sissi zum Nachhilfeunterricht fahren, Anna?«

»Ich denke, das ist ein Halbtagsjob«, maulte Anna.

»Herrgott noch mal«, rief Mama. »Wenn man euch mal um etwas bittet!«

»Du sollst den Namen deines Gottes nicht unnütz führen!« sagte Anna mahnend. Sie ist in Mamas katholischer Phase sozusagen mit den Zehn Geboten großgeworden.

»Wir könnten doch anrufen und absagen«, schlug ich vor, aber davon wollte Mama nichts wissen.

»Das kommt gar nicht in Frage. Ich habe der netten Frau Gürteltier versprochen, deinen Absturz zu verhindern!«

Ich ersparte mir einen Kommentar. Mama glaubte immer noch, daß Gürteltier ein Name sei, den man durchaus im Telefonbuch finden könne. Anna maulte noch ein bißchen herum, aber schließlich erklärte sie sich doch einverstanden, mich zu fahren. Mama war wieder verschwunden, ehe wir unsere Baguettes aufgegessen hatten.

»Gesund ist das nicht«, sagte Anna mürrisch. »Da könnte ich genausogut in der Mensa essen. Dort gibt es wenigstens Salat.«

»Ja, ab und zu ein paar Vitamine und etwas Mutterliebe könnten nicht schaden«, stimmte ich zu. »Schließlich bin ich noch im Wachstum.«

Als Anna mich zwei Stunden später vor der Schule absetzte, zeigte sie auf die Uhr im Armaturenbrett ihres Autos und sagte streng: »In genau einer Stunde bist du wieder genau an dieser Stelle, klar? Ich ruiniere mir so lange in der Eisdiele meine Figur. Deinetwegen.«

»Vielen Dank«, entgegnete ich friedfertig. Ich hätte gern mit ihr getauscht, ein fettes Spaghetti-Eis statt Mathenachhilfe, das wär's gewesen.

E 5 ist unser Klassenraum. Obwohl ich auf die Minute pünktlich ankam, war von dem Nachhilfelehrer noch keine Spur zu sehen. Ich drückte probeweise die Klinke herab, und siehe da – die Tür war offen. Na ja, im Grunde überraschte mich das nicht. Ich kann mir nicht vorstellen, daß sich jemand freiwillig in diesen Raum schleicht, und zu klauen gibt es dort auch nichts. Obwohl, Kreide konnte man eigentlich immer gebrauchen. Ich steckte mir ein Paar intakte Stücke in die Tasche. Dann öffnete ich die Fenster weit. Es schien mir nämlich, als hinge Alkes Mundgeruch immer noch zwischen Pult und Tafel wie ein böser Fluch. Und dabei hatten wir heute nicht mal Deutsch gehabt. Durch die Zugluft fiel die Tür hinter mir ins Schloß.

Es war ein komisches Gefühl, so ganz allein in der Klasse zu stehen. Ich schlenderte durch alle Reihen und sah in die Fächer unter den Tischen. Das wenige, was ich fand, war irgendwie unappetitlich. Bei Melanie Nebelding lag eine Haarbürste voller Haare, Valerie hatte ihr Französisch-Vokabelheft vergessen, unter Simon Drückers Tisch fand ich vier Handspiegel mit diversen Mitesserresten, bei Meinrad Sost verschimmelten jahrtausendalte Pausenbrote. Außerdem klebte dort eine ganze Batterie von Kaugummis in unterschiedlichen Grau-

und Grüntönen – erst Alkes Mundgeruch, und jetzt das! Mein vitaminloses Tiefkühlbaguette kam fast wieder hoch, deshalb beschloß ich, lieber zu lesen, was auf den Tischen stand.

Es ist uns bei Androhung der Todesstrafe verboten, die Tische zu bekritzeln, aber eine alte Schülertradition läßt sich nicht so ohne weiteres unterdrücken. Selbst die kritzelfeindliche Resopaloberfläche unserer Tische war von mehreren Schülergenerationen vor uns gezeichnet worden. Wer konnte schon beweisen, daß nicht schon im letzten Jahr jemand *Alke ist doof* auf den Tisch geschrieben hatte? Das ist schließlich ein zeitloser Tatbestand. *Der Alke stinkt* war der Spruch, den ich am zweitöftesten fand, einmal sogar – in der vordersten Reihe – mit einem spitzen Gegenstand brutal in die Tischplatte geritzt.

Bei Simon Drücker stand: *Elvis ist tot, Kurt Cobain ist tot, und mir ist auch schon ganz übel*. Ich dachte an Simons Handspiegel im Pultfach und fand, das sei kein Wunder.

Das Nebelding hatte ihre Seite des Tisches flächendeckend mit Permanentmarker beschriftet. *Melanie Nebelding*, ungefähr eintausendmal. Das war genauso typisch wie die Haarbürste unter dem Tisch. Eitel und dämlich, das war sie, die gute Melanie. *Sie* würde wohl kaum jemandem weismachen können, daß ein Schüler vor ihr das Pult beschmiert hatte, sozusagen in weiser Vorahnung, daß hier mal eine Melanie Nebelding sitzen würde.

Bei Leni stand: *Liebe Leni, bitte sag Walli, sie soll Sissi sagen, daß ich mich gerade schrecklich langwei-*

le. Kati. Und bei Valerie stand: *Liebe Walli, Kati läßt Sissi ausrichten, daß sie sich gerade schrecklich langweilt*. Und bei mir auf dem Tisch stand: *Liebe Sissi, Leni schreibt, daß Kati dir ausrichten läßt, daß sie sich schrecklich langweilt. Walli*. Gut, daß wir den Rest dann über Briefchen geklärt haben, was soll denn die zukünftige Schülergeneration von uns halten? Na ja, schlimmer als *Kelly Family ist gar nicht so scheiße* oder *Meinrad, wo ist dein Rad, das ist doch mein Rad!* war es dann auch nicht.

Die interessanteste Entdeckung machte ich bei Jens. Dort stand mein Name, *Sissi*, umrahmt von einem Herzen. Nicht, daß es mich wirklich erstaunte, aber das hier so filzstiftblau auf Resopalbraun zu sehen rührte mich irgendwie. Jens war schon mit mir im Kindergarten gewesen, wir fuhren jeden Tag zusammen im Schulbus, eine Zeitlang hatten wir nachmittags gemeinsam gespielt. Mutter, Vater, Kind und so was. Jens war immer ein ziemlich vorbildlicher Vater gewesen, er hatte meine Puppe besser behandelt als ich selber. Bis letztes Jahr oder so war ich immer noch einen Kopf größer gewesen als er, aber mittlerweile überragte er mich, was gut für ihn war, denn ich bin nur einen Meter fünfundsechzig groß. Ich mochte Jens, er war in Ordnung, aber ich wäre niemals auf die Idee gekommen, seinen Namen in ein Herz zu schreiben. Schon gar nicht, seit ihm dieser merkwürdige Bart auf dem Kinn sprießte. Ich versuchte, mit etwas Spucke meinen Namen aus dem Herzen zu wischen. Davon bekam ich zwar einen blauen Finger, aber der Name ging nicht ab, auch nicht, als ich ein Taschentuch zur Hilfe nahm.

Schließlich resignierte ich und sah auf meine Armbanduhr. Es war Viertel nach drei, der Nachhilfefritze würde wohl nicht mehr kommen. Auch gut, dachte ich, dann konnte ich Anna gleich in der Eisdiele treffen und selber noch ein Eis essen. Ein paar Vitamine braucht schließlich jeder Mensch. Als ich die Tür öffnete, fiel ein Typ ins Klassenzimmer, der mit dem Rücken dagegengelehnt hatte. Er konnte sich allerdings gerade noch abfangen.

»Tschuldigung«, sagte ich und wollte an ihm vorbei.

»Hey!« Der Typ hielt mich am Ärmel fest. »Kennst du vielleicht eine Elisabeth Jakobi?«

O nein, der Nachhilfelehrer! Doch kein Eis für mich.

»Die bin ich«, antwortete ich. »Sissi Jakobi.«

»Scheiße«, sagte der Typ. Er war groß und trug Jeans mit Löchern. Seine Haare waren lang und ziemlich zerzaust. Aber sie sahen frisch gewaschen aus. »Du solltest doch schon vor einer Viertelstunde hier sein!«

»Das war ich ja auch«, maulte ich. Der Typ war ja wohl ein bißchen beschränkt.

»Vor der Tür«, sagte er. »Wir waren vor der Tür verabredet! Ich wollte gerade gehen!«

»Ich auch«, erwiderte ich. Ich sah irgendwie nicht ein, warum ich mich dafür auch noch entschuldigen sollte. Der Blödmann hätte wenigstens mal reinschauen können, hatte ich doch auch getan.

Er sagte nichts mehr, sah mich nur griesgrämig an. Ich wartete einige Sekunden ab, aber wir steckten wohl in einer Art kommunikativer Sackgasse.

»Und jetzt?« fragte ich dann.

»Jetzt haben wir nur noch eine halbe Stunde«, knurrte der Typ und latschte vor mir her in den Klassenraum.

»Aber daß das klar ist, ich nehme trotzdem das Geld für die volle Zeit. Ist ja nicht meine Schuld.«

Ist auch nicht mein Geld, dachte ich und folgte ihm achselzuckend. Immerhin machte er äußerlich einen einigermaßen normalen Eindruck: keinerlei Bärte, keine Pickel und kein auffälliger Körpergeruch. Es gab echt schlimmere Typen auf unserer Schule.

Er deutete auf einen Tisch in der ersten Reihe, ausgerechnet auf Melanie Nebeldings Platz. »Setz dich!«

Ich setzte mich zwei Plätze weiter. Der Typ pflanzte sich auf den Stuhl neben mich und seufzte tief. »Also, was nehmt ihr gerade durch? Kann ich mal dein Mathebuch sehen und deine Hefte?«

»Wie heißt du eigentlich?« Der war so was von unhöflich.

»Konstantin Drücker«, antwortete er. »Ich hab' nicht den ganzen Tag Zeit.«

»Drücker?«

»Mein Bruder müßte in deiner Klasse sein. Simon.«

In der Tat. Das war er. Er und seine Handspiegel. Ich suchte in Konstantins Gesicht nach Ähnlichkeiten mit Simon. Sie waren durchaus vorhanden, die gleiche lange Nase, eine ähnliche Augenpartie – nur von Simon nahm man eben in erster Linie die Akne und den Schweißgeruch wahr. Ich fand, es gehörte wirkliche Charaktergröße dazu, zuzugeben, daß man mit ihm verwandt war.

»Also, was ist jetzt?« Konstantin sah genervt aus.

Ich schob ihm meine Mathesachen rüber. »Gleichungen mit drei Unbekannten«, setzte ich erklärend hinzu.

»Algebra«, sagte Konstantin, und seine Miene hellte sich ein bißchen auf. Als er die erste Gleichung erblickte, lächelte er sogar. Er hatte schöne Zähne, blendend weiß, ein wenig nach innen gekippt. Und um seinen Mund herum legte sich die Haut in lustige Fältchen. Ich weiß nicht, warum, aber in diesem Augenblick wünschte ich mir, selber eine Mathematikaufgabe zu sein. Ein seltsames Gefühl machte sich in meinem Magen breit. Zuerst wollte ich es auf die halbverdauten Baguettes schieben, aber dann erinnerte ich mich an das letzte Mal, als ich eben dieses Gefühl im Magen gehabt hatte.

Das war ungefähr vor zwei Jahren, während des Skiurlaubs mit Papa in Österreich. Damals wurde es durch den Skilehrer ausgelöst. Er hieß Anton, hatte nur einmal seine Sonnenbrille gerade gerückt, und schon war's um mich geschehen gewesen. Wir hatten noch kein Wort miteinander gewechselt, und trotzdem hätte ich Anton vom Idiotenhügel weg geheiratet.

Wenn er nicht schon verheiratet gewesen wäre! Und wenn Papa nicht dagegen gewesen wäre! Anton, sagte er, sei fast so alt wie er selber, nur die gute Bergluft habe ihn so gut konserviert wie das ewige Eis den Ötzi. Ich solle mich lieber an Antons Sohn halten, der würde mal die Hotelkette seiner Großeltern erben. Aber Antons Sohn war noch nicht mal in der Schule. Acht Jahre Altersunterschied sei wohl eine Zumutung, sagte ich zu Papa, aber der meinte, eine Zumutung sei ein Altersunterschied von dreißig Jahren, und das sei exakt die Anzahl von Jahren, die mich von Anton trennte. Aber was sind schon dreißig Jahre, wenn man dieses Gefühl im Magen hat? Papa verstand wieder mal überhaupt nichts.

Ich stürzte damals absichtlich über den größten Felsbrocken in der Piste, um Anton anschließend auf romantische Weise meine Liebe zu gestehen, im Schnee liegend, sein besorgtes Gesicht über mich gebeugt.

»Ich liebe dich, Anton«, sagte ich, und Anton lächelte genau so schmerzlich wie in meinen Träumen. Aber dann sagte er, daß ich wohl zwanzig Jahre zu früh käme und er daran zweifle, daß ich bis dahin, also in zwanzig Jahren, noch genauso für ihn empfände. Das Ganze war sehr ärgerlich, denn ich war zwar absichtlich gestürzt, hatte mir dabei aber unbeabsichtigt eine Sehnenzerrung im Knie zugezogen. Ich wußte nicht, was mehr weh tat, mein Knie oder mein gebrochenes Herz. Papa sagt, in diesem Urlaub hätte ich trotzdem die größten Fortschritte gemacht, rein skitechnisch gesehen. In Wahrheit bin ich damals erwachsen geworden. Im übrigen bin ich nach dieser Geschichte aufs Snowboard umgestiegen.

»Was verstehst du denn daran nicht?« Konstantin wurde wieder ungeduldig. Er konnte ja nicht wissen, daß ich soeben meinen zweiten Anton getroffen hatte. Und diesmal garantiert unverheiratet und im Alter genau passend. Heute war wirklich mein Glückstag.

»Vergiß Mathe«, hätte ich am liebsten gesagt. »Heirate mich!«

Aber Konstantin schien meine Gefühle nicht zu erwidern. Seine Leidenschaft galt ausschließlich der Mathematik. »Na?«

Diese unwillig verzogenen Lippen waren wirklich etwas Besonderes. Und erst seine Augen! Sie waren grau, aber ganz leuchtend, und über dem linken Auge teilte eine kleine weiße Narbe die Augenbraue in zwei Abschnitte. Die Art und Weise, wie er nun die Brauen hob und zusammenzog, so daß sich über der Nase eine unbeschreiblich schöne Doppelfalte bildete, ließ meine Knie ganz weich werden. Kein Zweifel, Simons Bruder war das Wunderbarste, was Gott jemals erschaffen hatte. Falls es einen Gott gibt.

»Was du daran nicht verstehst, habe ich gefragt«, insistierte Konstantin. Oh, was für eine Stimme! So tief und grollend. Niemals hatte ich eine wohlklingendere Stimme vernommen. Jetzt fing er an, mit seinen Fingern auf dem Mathebuch herumzutrommeln. Überflüssig, zu sagen, daß seine Hände die vollkommensten waren, die mir je untergekommen waren.

Konstantins Augenbrauen trafen sich jetzt in der Mitte.

»Hör mal«, sagte er. »Kriegst du überhaupt die Zähne auseinander, oder bist du tatsächlich so blöd, wie du dreinschaust?«

Er mochte mich nicht. Noch nicht. Aber das machte nichts. Ich war so schlecht in Mathe, daß wir noch genügend Zeit miteinander verbringen würden. Für heute aber hatte ich genug gelernt. Es war Zeit für einen strategischen Rückzug und die Sissi-Jakobi-Magenverstimmungs-Show.

»Ich habe schreckliche Bauchschmerzen«, sagte ich. »Und vermutlich Fieber. Eine Magenverstimmung. Mir geht es gar nicht gut. Meinst du, wir können die Stunde verschieben?« Und ehe Konstantin böse werden konnte, setzte ich hastig hinzu: »Natürlich bezahle ich trotzdem für heute.«

»Von mir aus«, erwiderte er. »Aber ich kann erst wieder nächsten Dienstag.«

»Gut«, sagte ich. Dann hatte ich eine Woche Zeit, mich auf ein neues Zusammentreffen vorzubereiten. Ich überreichte Konstantin die sechzehn Mark, die mit Mama und dem Gürteltier vereinbart worden waren. Konstantin bedankte sich nicht.

Mit vorgebeugtem Oberkörper, die Hand auf den Magen gelegt, schlurfte ich von dannen, wie es sich für eine Todkranke gehörte. Die große Liebe kommt entweder schleichend oder mit einem großen Knall, wie der Dichter sagt – oder vielleicht ist das auch von mir, ich sage manchmal so bedeutende Sachen. Bei mir war die große Liebe auf jeden Fall ganz klar mit dem großen Knall gekommen. Crash! Boom! Bäng!

Wie zu erwarten, saß Anna noch in der Eisdiele, vor zwei leeren Milchshakegläsern. Sie wollte sofort wieder nach Hause fahren und erlaubte mir nicht, einen Eisbecher zu bestellen, obwohl ich noch eine Viertelstunde zu früh war. Dabei hatte ich auf den Schreck hin unbändigen Appetit auf etwas Süßes bekommen. Ich nahm ersatzweise sechs Bällchen in der Waffel auf die Hand, je zweimal Tiramisu, Campari-Orange und After Eight, und vertilgte sie auf dem Weg zum Auto. Dummerweise kreuzte Konstantin ungefähr zwanzig Meter entfernt unseren Weg. Noch bevor ich das Eis hinter meinem Rücken verstecken konnte, warf er einen scharfen Blick in unsere Richtung. Ich starrte erschrocken zurück. Die Eisbällchen mußten selbst auf diese Entfernung *RIESENHAFT* aussehen, und nicht wie etwas, das eine Magenkranke anstelle von Medizin einnehmen würde.

Aber Konstantin ließ sich keinerlei Anzeichen eines

Wiedererkennens anmerken. Er setzte seinen Weg fort, als habe er mich gar nicht bemerkt. Im Grunde konnte es ihm auch völlig egal sein, schließlich hatte er die ganze Kohle kassiert.

2.

Konstantin! Ich konnte an fast nichts anderes mehr denken. Vorm Einschlafen stellte ich mir vor, wie er meine Hand hielt, nachts träumte ich von ihm, und das erste, was mir morgens einfiel, war Konstantin. Ich wußte, was das bedeutete, spätestens seit meiner Affäre mit Anton. Meiner Beinahe-Affäre. Meiner unglücklichen Beinahe-Affäre. So was sollte mir nicht noch einmal passieren. Diesmal würde ich geschickter vorgehen.

Mein erster Schachzug war geradezu genial. Ich tauschte gleich am nächsten Morgen mit der Neuen, Jennifer, den Platz, um neben Simon sitzen zu können. Jennifer konnte ihr Glück kaum fassen. Sie dachte zuerst, ich wolle sie verarschen.

»Bist du ganz sicher?« fragte sie.

Die Augen aller in der Klasse ruhten auf mir, auch Simon kratzte sich ratlos an einem Pickel. Aus der Nähe betrachtet sahen die Pickel noch schrecklicher aus, vor allem die eitrigen. Irgendwie grün. Aber ich war verliebt, und das erforderte verschärftes Taktieren. Und Opfer. Ja, große Opfer, denn Simon roch auch nicht gut. Aber um alles über Konstantin zu erfahren, gab es wohl kaum eine bessere Quelle als seinen kleinen Bruder.

»Ganz sicher«, sagte ich zu Jennifer und lächelte sie an.

Sie lächelte zurück. Da sie nicht verstand, daß ich mich

nicht für sie opferte, sondern aus reinem Egoismus gehandelt hatte, hielt sie mich für das netteste Geschöpf auf Gottes Erdboden. Alle anderen hielten mich für verrückt.

Bis zur ersten Pause war Simon nicht besonders ergiebig. Ganz unauffällig testete ich mal an, ob Konstantin vielleicht was von mir erzählt hatte, etwa, daß ich seine neue Nachhilfesschülerin sei und echt süß oder so was. Aber Simon wußte noch gar nichts davon.

»Nachhilfe, echt?« fragte er nur. »Du Arme! Mit mir lernt er auch immer, das ist echt die Hölle.«

»Wie meinst du das?«

»Wirst du schon noch merken.«

»Wieso? Wie ist denn dein Bruder so? Ich meine, so allgemein?«

»Wirst du schon noch merken.«

»Und was macht er sonst so?«

Aber Simons Antwort blieb stereotyp: »Wirst du schon noch merken.«

Dafür war Jennifer in der Pause ungewöhnlich gesprächig. Sie dachte wohl, sie schulde mir etwas, und erzählte mir ungefragt alles über sich. Alles, was die anderen, besonders das Gürteltier, brennend interessierte. Deshalb standen auch alle anderen ziemlich eng um uns herum. Besonders Melanie Nebelding, genannt *das Nebelding*, sperrte ihre Ohren auf, um nur ja kein Wort zu verpassen.

Jennifer hatte trotzdem kein Problem damit, Intimitäten auszuplaudern. Sie sei mitten im Schuljahr auf unsere Schule gekommen, weil sie von ihrer alten geflogen sei, erklärte sie.

»Und warum?« erkundigte ich mich mißtrauisch. Heutzutage flog doch niemand mehr von der Schule. Nicht mal Meinrad Sost hatten sie geschmissen, als er einen Kaiman ins Lehrerklo gesperrt hatte. Die Lehrerin, die den Klodeckel geöffnet hatte und von dem Minikroko angegähnt worden war, hat danach zwei Wochen in einer Nervenklinik zugebracht, trotz alledem hatte Meinrad auf der Schule bleiben dürfen.

»Weil ich was mit meinem Musiklehrer hatte«, gestand Jennifer lässig. Alle Tarngespräche ringsrum verstummten, die Ohren wuchsen zu Satellitenschüsseln heran.

»Wie meinst du das?« Wie meinte sie das???

»Na, wir waren zusammen, eben. Den haben sie auch versetzt, nach Norddeutschland. Auf eine Hallig oder so. Immerhin, er hätte auch seinen Job verlieren und einen Prozeß wegen Verführung Minderjähriger an den Hals kriegen können.«

Sexueller Mißbrauch. Da sah man ja täglich Berichte im Fernsehen drüber, und die arme Jennifer war eines dieser Opfer.

»Du Arme!«

»Wieso ich? Ich mußte ja nicht auf eine Hallig. Und die Sache mit Armin hat sich echt gelohnt. Der war ganz toll im Bett. Und er sieht süß aus, ich zeig dir bei Gelegenheit mal ein Foto, wenn du willst.«

Jetzt ging mir langsam ein Licht auf. »Du meinst, du und dein Musiklehrer, ihr habt Sex miteinander gehabt. So richtig?«

Jennifer nickte. »Klar richtig. Wie denn sonst? Der ist vierunddreißig, der gibt sich nicht mit ein bißchen Fummeln unterm T-Shirt zufrieden wie die Jungs hier.«

Erst einen Tag da, und schon wußte sie, womit die Jungs sich hier abgaben! Im übrigen stimmte das nicht ganz. Die meisten Jungs hätten für ein bißchen Fummeln unterm T-Shirt ihr Leben hergegeben. Aber außer dem Nebelding ließ sich keine von uns gern befummeln. Jedenfalls nicht von den Knilchen in unserer Klasse. Ich meine, bei Konstantin oder Johnny Depp oder Val Kilmer wäre das natürlich was anderes gewesen, aber die waren vermutlich wie Jennifers ehemaliger Musiklehrer. Ein bißchen Fummeln reichte denen nicht mehr.

»Und deshalb wird man von der Schule geschmissen?«

Jennifer nickte. »Na ja, nicht direkt geschmissen. Es wurde meinen Eltern nur nahegelegt, mich wechseln zu lassen. Und das haben sie dann gemacht.«

Ich dachte vergleichsweise an unseren Musiklehrer, und dann überhaupt an alle männlichen Lehrkörper, und mir wurde klar, warum man den Wechsel auf unsere Schule nahegelegt hatte.

»Also hier wird dir das garantiert nicht passieren«, sagte ich überzeugt.

»Tja.« Jennifer seufzte, bevor sie weithin hörbar fortfuhr: »Vielleicht sollte ich mich dann wieder nach was Jüngerem umschauen.«

Zufällig sah ich, daß Meinrad Sost bei diesen Worten seine Brustmuskeln rausdrückte. Sicher hoffte er, der Auserwählte zu sein. Aber so jung sollte Jennifers nächster Bettgefährte dann wohl doch nicht sein. Statt dessen fiel ihr Blick auf die Tür zum Oberstufenraum. Dort stand, wie aus dem Boden gewachsen, Konstantin und unterhielt sich mit dem häßlichen, bebrillten Mädchen, das uns immer vollmeckerte.

Jennifer stieß mich in die Rippen.

»*Der* könnte mir gefallen«, sagte sie. »Vielleicht nehme ich den.«

Vielleicht nehme ich den – als sei Konstantin ein Sack Kartoffeln in einem Supermarkt. Jennifer hatte ganz offensichtlich keine Probleme von wegen mangelndem Selbstbewußtsein und so.

»Als ob das so einfach wäre«, sagte ich. Ich wußte schließlich, wovon ich sprach.

Jennifer lächelte überlegen. »Klar ist das einfach«, entgegnete sie. »Alle Männer wollen nur das Eine. Immer. Ganz einfach.«

Konstantin warf einen Blick in unsere Richtung. Einen superkurzen, superschnellen Blick, aber ich schaffte es gerade noch, wegzugucken. Er sollte schließlich nicht denken, daß ich nichts Besseres zu tun hätte, als ihn anzuglotzen. Jennifer stieß mich wieder in die Rippen.

»Er hat mich angelächelt«, behauptete sie. »Er ist echt süß!«

Ja, das war er. Ich war beunruhigt. Wenn Jennifer recht hatte und alle Männer wirklich nur das Eine wollten, immer, konnte ich mich eigentlich gleich beerdigen lassen. Und Jennifer konnte sich Konstantin nehmen wie einen Sack Kartoffeln.

»Kennst du den? Wie heißt er?« fragte sie mich.

Ich zuckte mit den Schultern. Diesen kleinen Vorsprung wollte ich mir schon noch gönnen. »Keine Ahnung.«

»Ich werd's rausfinden«, sagte Jennifer und lachte. Ich zweifelte keine Sekunde daran.

Nach ihrer sensationellen Enttarnung als erfahrene Frau

schien Jennifer auf einen Schlag das beliebteste Mädchen der ganzen Klasse zu sein, vor allem bei den Jungs. Und natürlich bei dem Nebelding, das war ganz wild auf ein paar ultimative Sextips von der Expertin.

Kati, Leni und Valerie überlegten allen Ernstes, ob wir Jennifer nicht in unsere Band, *Die Vier Falschen Fünfziger*, aufnehmen sollten.

»Aber ihr wißt doch gar nicht, ob sie singen kann«, gab ich zu bedenken.

»Das ist doch völlig egal«, sagte Leni. »In jeder Band gibt es einen, der nichts kann außer gut aussehen.«

»Sie bräuchte ja bloß die Lippen zu bewegen«, schlug Valerie allen Ernstes vor.

»Also, wenn es uns bloß ums Aussehen ginge, dann hätten wir längst das Nebelding in die Band aufnehmen können«, meinte ich. Ich hätte im Leben nicht gedacht, daß ich so was mal sagen würde!

»Natürlich geht es nicht nur ums Aussehen«, verteidigte sich Kati sogleich. »Es geht um Publicity. Skandal, weißt du! Wie bei Tic Tac Toe. Ist doch der Wahnsinn, mit 'nem Lehrer! Was meinst du, wie die Leute uns die Bude einrennen werden bei unseren Konzerten!«

Die anderen nickten heftig. Ihre Augen hatten allesamt einen eigenartigen, irren Glanz. Ich mußte sie auf den Boden der Tatsachen zurückholen.

»Was für Konzerte?« höhnte ich. *Die Vier Falschen Fünfziger* hatten erst einen einzigen öffentlichen Auftritt hinter sich, und zwar beim letztjährigen Mittelstufenfest. Zwischen einer Darbietung der *Akrobatik AG* und einer peinlichen Tanznummer. Aber da hatte sowieso kein Mensch zugehört, weil zur gleichen Zeit draußen auf dem

Schulhof eine symbolische Eiche gepflanzt wurde, wo der Bürgermeister dabei war und jemand vom Lokalfunk, der seinen ersten Spatenstich und die anschließende Rede aufzeichnete. Viel verpaßt hat er nicht bei uns, wir haben bloß zwei gecoverte Nummern gespielt, nichts von unserem selbstkomponierten Kram. Wir dachten, die Welt sei noch nicht reif dafür, und vermutlich war sie das bis heute auch nicht.

Soviel zu unseren sogenannten Konzerten! Das Leuchten in den Augen meiner Band-Schwestern erlosch.

»Außerdem heißt es *Vier Falsche Fünfziger*«, setzte ich noch hinzu. »Fünf Falsche Fünfziger klänge ja wohl voll beschissen.«

Aber das konnten Kati, Leni und Valerie nicht finden. Sie kamen auf die Idee, einfach abzustimmen, ob wir Jennifer zu unserer nächsten Bandprobe einladen sollten oder nicht. Das Ergebnis fiel erwartungsgemäß drei zu eins für Jennifer aus. Als Kati sie fragte, sagte sie, sie würde vorbeikommen, wenn sie nichts Besseres vorhätte.

Kati, Leni und Valerie freuten sich fast ein Loch in den Bauch. Als dann noch Meinrad Sost und der beschränkte Robert Lakowski ihre Anwesenheit bei der nächsten Probe ankündigten – wir durften zu diesem Zweck einen Abstellraum im ehemaligen Kunstkeller der Schule benutzen –, war ihre Freude perfekt. Ich konnte mir nur noch die Haare raufen. Das durfte doch alles nicht wahr sein, Pubertät hin, Hormone her.

»Es gibt doch viel Wichtigeres als Sex«, sagte ich in der fünften Stunde – Deutsch bei Alke – mehr zu mir selbst als zu Simon, aber der schüttelte trotzdem den Kopf.

»Was denn?«

Ich dachte nach. »Na ja, zum Beispiel die Umweltverschmutzung, Kriege, Liebe, die Wale. Eigentlich alles.«

»Alles Quatsch«, ließ sich Simon vernehmen. »Die ganze Welt dreht sich nur um Sex.«

»Spinnst du?« Man mußte nur die Tagesschau sehen, die händeschüttelnden, vergreisten Politiker überall, ein paar zugedeckte Leichen hier, eine Überschwemmung dort – das hatte nicht im geringsten mit Sex zu tun.

»Doch«, beharrte Simon. »Geld, Macht und Sex, das ist alles, worum es geht. Und Geld ist Macht, und Macht ist Sex. Also dreht sich letztendlich alles nur um Sex.«

Ich starrte Simon eine Weile an. Offensichtlich hatte er schon des öfteren über dieses Thema nachgedacht. Allerdings erfolglos. Was er sagte, war völliger Quatsch. Jedenfalls dachte ich das, bis er hinzusetzte: »Das sagt mein Bruder auch immer.«

»Konstantin?« Ja, Konstantin, Simon hatte nur einen Bruder.

»Ja.« Simon kam richtig in Fahrt. »Seine letzte Freundin war sexuell total verklemmt. Konstantin sagt, nie wieder würde er was mit einer Jungfrau anfangen!«

»Und warum nicht?« rief ich im Eifer des Gefechts ziemlich laut, ohne jede Rücksicht auf Alke. Das war ein Fehler. Noch ehe Simon antworten konnte, traf mich ein Schwall fauliger Atemluft.

»Ich wäre Ihnen sehr verbunden, wenn Sie Ihre Privatgespräche auf die Zeit außerhalb Ihres Unterrichts verlegen würden«, sagte Alke. Er siezte uns schon seit der fünften Klasse, das war nur eine seiner vielen Eigenarten. Und nicht die schlimmste. Sein Mundgeruch stürzte mich beinahe in die Bewußtlosigkeit. Wie hatte ich nur meinen sicheren Platz in der letzten Reihe verlassen können!

»Aber wenn Sie unbedingt reden wollen, dann bitte über Goethe und die Wahlverwandtschaften«, sagte der Alke noch.

Nein, darüber wollten wir nicht reden. Jedenfalls nicht jetzt. Simon wandte sich wieder seinen Mitessern zu, und ich versuchte mich etwas abzulenken, indem ich dem Unterricht folgte. Aber, o Wunder, es ging auch hier um Sex. Die Wahlverwandtschaften handelten von fast nichts anderem. Das Buch war aber offensichtlich hoffnungslos überaltert. Es ging um ein etwas angejahrtes Ehepaar, eine Charlotte und einen unsympathischen Knilch, das Besuch bekommt von einem Hauptmann mit Schnurrbart und Charlottes Tochter aus erster Ehe, einer gewissen Sophie. Diese Sophie bringt eine Freundin aus ihrem Internat mit, die bemitleidenswerterweise auf den Namen Ottilie hört. Und jetzt wird es richtig kompliziert. Charlotte verliebt sich in den Hauptmann mit Schnurrbart, und ihr unsympathischer Ehemann verliebt sich in Ottilie, wohlgemerkt die Freundin seiner Stieftochter – pfui. Dann passiert eigentlich lange Zeit gar nichts, bis zu der Nacht, die Alke ehrfürchtig die Nacht des doppelten Ehebruchs nennt und als Schlüsselstelle des ganzen Buches bezeichnet. In dieser Nacht wird Charlotte schwanger – von ihrem Ehemann. Eigentlich nichts Außergewöhnliches, wenn nicht alle beide bei dieser Sache, also der Zeugung, an jemand anders gedacht hätten, Charlotte an den Schnauzbart und der Gatte an die unglückselige Ottilie. Dann passiert wieder lange Zeit gar nichts, bis diese blöde Kuh von Ottilie das Kind bei einer Kahnfahrt im See ertrinken läßt. Dabei entblößt sie ihren jungfräulichen Busen unter freiem Himmel, was Goethe weit ausführlicher beschreibt als das Ertrinken des armen Kindes. Ihm hatte es der jungfräuliche Busen wirklich angetan, und dem unsympathischen Ehemann auch.

Aber, wie gesagt, die Zeiten haben sich geändert. Heutzutage steht kein Mensch mehr auf einen jungfräulichen Busen. Konstantin auch nicht. Das hatte ich aus dem Mund seines Bruders, das war so gut wie schwarz auf weiß.

Ich war verloren. Sicherheitshalber vergewisserte ich mich nach der Schule noch einmal, bevor ich losging, um mich von der Autobahnbrücke zu stürzen.

»Und dein Bruder will bestimmt nie wieder was mit einer Jungfrau anfangen?«

»Nee.« Simon setzte sich seinen Fahrradhelm auf. »Jungfrauen findet der Scheiße. Voll die Krampfhennen.«

3.

Jetzt hatte ich ein Problem. Ich war nämlich noch Jungfrau. Und was für eine! Ich glaube, jungfräulicher ging es kaum. Ich hatte erst einmal in meinem Leben mit Zunge geküßt, und das nur eine Zehntelsekunde lang. Mit Meinrad Sost auf der letzten Klassenfahrt.

E-kel-haft!

Und von Hand unterm T-Shirt war ich noch Lichtjahre entfernt. Eine Hand, die Kaugummis zu Klümpchen rollt und unters Pult klebt, kann ich mir doch unmöglich unter meinem T-Shirt vorstellen! Allerdings, bei Konstantins Händen war das etwas anderes.

Aber so, ich meine als besonders jungfräuliche Jungfrau ohne Zungenkußerfahrung, hatte ich wenig Hoffnung, es jemals auszuprobieren. Jennifer hatte da schon bessere Karten. Ihretwegen war immerhin jemand auf die Hallig geschickt worden, wer konnte das schon von sich behaupten? Ich jedenfalls nicht.

Ich war am Boden zerstört.

Aber nur vorübergehend. Es konnte schließlich nicht so schwer sein, das Jungfernhäutchen loszuwerden. Wo Mama doch immer sagte, ich würde einfach alles kaputtkriegen! Allerdings mußte ich erst wissen, wie. Dazu rannte ich gleich los, um mir Aufklärungsmaterial zu besorgen. Am Kiosk gegenüber vom Busbahnhof wurde ich schnell fündig: Ich kaufte eine *Bravo Girl* und eine *Mäd-*

chen mit einem Sonderteil: *Das erste Mal!* Ich fand das sehr passend, denn es war auch das erste Mal, daß ich eine dieser Zeitschriften kaufte.

Sonst blätterte ich sie höchstens mal durch, wenn ich bei Kati war, die das Nichtlesen der *Bravo* im übrigen für eine gefährliche Bildungslücke hielt. Sie war echt besorgt um mich, seit ich mal *Bed and Breakfast* mit *Caught in the act* verwechselt hatte (nur akustisch, natürlich). Da stehe ich aber drüber. Kilometerweit!

Nur jetzt war ich wirklich auf die *Mädchen* angewiesen. Sie mußte mich aufklären. Das sollen zwar normalerweise die Eltern und Lehrer übernehmen, aber der einzige Aufklärungsbeitrag meiner Eltern stammt noch aus meiner Kindergartenzeit. Es ist ein Buch mit dem Titel: *Wo kommen die kleinen Schrazerl her?* oder so ähnlich. Sehr informativ für ein Kindergartenkind, aber etwas überholt für eine werdende Exjungfrau.

Ja, und wer immer noch denkt, in der Schule werde die Jugend von heute sexuell restlos aufgeklärt, erliegt einem riesengroßen Irrtum. Natürlich haben wir irgendwann in vorpubertärer Zeit Sexualkunde, und danach wissen wir alles über die Entstehungsphasen eines Kükens und eines menschlichen Embryos – wir wissen sogar genauestens darüber Bescheid, wie die Spermien sich auf dem Weg zur Eizelle die Zeit vertreiben. Manche lassen sich von eigenartigen mikroskopisch kleinen Bürstchen den Kopf kraulen und vergessen dabei, was sie eigentlich vorhatten, eine wirklich skurrile Tatsache, von der meine Mutter beispielsweise nie etwas gehört hat.

Aber wie nun die Spermien zu ihrer Startposition gelangen, dieser Teil der Geschichte wird immer äußerst schnell abgehandelt. Wir kennen nur die eigentlich recht abstoßenden Fakten: A wird mit Hilfe von Schwellkörpern dick, groß und steif und dann in B eingeführt. Igitt! Durch rhythmische Bewegungen wird schließlich der Samenerguß ausgelöst – mehr wird man in keinem Biobuch finden können. Ich meine, wer kann das denn allen Ernstes Aufklärung nennen? Gut, wir wissen jetzt, daß die Kinder nicht vom Storch gebracht werden, aber kann man uns denn mit der nackten Tatsache, daß A in B gesteckt wird, auf das Leben loslassen? Ich denke, nein.

Also fiel ich noch im Schulbus über die *Mädchen* her. Gleich nachdem ich mir im mittäglichen Gerangel einen Sitzplatz erkämpft hatte. Darin war ich nach jahrelangem Training wirklich gut, obwohl ich es eigentlich gar nicht nötig hatte. Jens hielt mir nämlich immer einen Platz frei, aber für meine *Mädchen* wollte ich heute lieber neben einem Unbekannten sitzen. Ich ignorierte also Jens' Winken, schubste brutal ein paar Fünftkläßler aus dem Gang und plumpste dann auf einen Platz außerhalb von Jens' Rufweite. Die Fünftkläßler quengelten zwar, sie seien vor mir dagewesen, aber ich hatte mir den Platz hart genug erkämpft. Hier im Schulbus herrschte das Darwinsche Gesetz: Der Stärkere überlebt. Hätte ich eine Brille getragen, wäre sie nach diversen Kollisionen mit Ellbogen und sperrigen Schulranzen nur noch ein Fall für den Glascontainer gewesen.

Ich atmete tief durch und widmete mich dann ganz und gar meiner Aufklärungslektüre.

Das erste Mal. Zuerst erfuhr ich, wie es bei Nino und Pia, 16, war. Es dauerte ganze zwölf Zeilen, bis Pia zur Sache kam: *Wir gingen zusammen spazieren und ins*

Kino und blödelten mit den Affen im Zoo – ja, gehörte das unbedingt dazu? In Anbetracht der Dringlichkeit dieses Themas hätte man solche Nebensächlichkeiten ruhig weglassen können, fand ich. *Am schönsten war es, mit Nino zu schmusen*, schrieb Pia, und das Ende vom Lied war, daß sie ihm *sagte*, daß sie mit ihm schlafen wolle. Und das war's auch schon mit Nino und Pia. Darunter stand dann, daß man nie mit einem Jungen schlafen solle, weil man Angst habe, ihn sonst zu verlieren. Immer noch kein Wort über das *wie*!

Aber dann, die nächste Geschichte, diesmal von Alexa und Daniel, 15, genau mein Alter. *Wir fütterten uns gegenseitig mit Spaghetti, schmusten vor dem Fernseher auf dem Wohnzimmerteppich und gingen gemeinsam in die Badewanne. Nachdem wir uns prustend naßgespritzt hatten* – das war wieder so was wie mit den Affen im Zoo blödeln, na ja, wenn's denn dazu gehörte –, *trockneten wir uns gegenseitig ab. Und als ich Daniels Hände auf meinem Körper fühlte, bekam ich plötzlich trotz der Wärme eine Gänsehaut.*

Ich bekam auch eine. Die gräßlichen Fünftkläßler, die neben meinem Sitz herumkrakeelten, waren plötzlich auf die Idee gekommen, sich gegenseitig zu schubsen. Dabei fiel dem einen Zwerg die Tuffi-Schokomilch aus der Hand und schwabbte genau auf mich drauf. Nicht nur meine Jeans, sondern auch Alexa und Daniel waren völlig eingesaut.

Die Fünftkläßler kicherten blöde. Ich nahm nur deshalb davon Abstand, sie zu verhauen, weil es gerade so spannend war, denn Alexa und Daniel, so konnte ich durch die Tuffimilch erkennen, sahen sich an und wußten, daß es heute passieren würde. Gedankenübertragung, Wahnsinn. *Ich schmiegte mich eng an ihn, suchte seinen Mund und spürte zwischen meinen Schenkeln seine Erregung.* Und spürte zwischen ihren Schenkeln seine Erregung? Und spürte zwischen ihren Schenkeln seine Erregung? Im Stehen? Sein Schwellkörper-*Dings* zwischen ihren Schenkeln? Oder gab es noch ein anderes Zeichen für *seine Erregung?* Dieser eigenartige Sachverhalt schien auch Alexa zu verwirren. Sie war dann nämlich ganz erschreckt und schüchtern. *Aber Daniel streichelte mich so zärtlich, daß ich ihm schließlich in sein Zimmer folgte und mich von ihm aufs Bett ziehen ließ, Pünktchen, Pünktchen, Pünktchen.*

Ja, was denn, wenn's konkret wird, nur noch Pünktchen? Ich knüllte die Zeitschrift erbost zusammen. Das war ja wohl das Hinterletzte! Dieser Scheiß über Spaghettifüttern und mit den Affen im Zoo blödeln interessierte doch keine Sau!

Die beiden Fünftkläßler neben mir kicherten immer noch. Der mit der Tuffimilch löffelte jetzt einen Joghurt. Im Stehen, im Schulbus, eingekeilt zwischen unberechenbaren Wilden. Der hatte ja wohl einen an der Waffel! Ich sah mich schon in der nächsten Kurve unter Pfirsich-Aprikose begraben. Die *Mädchen*-Verarsche hatte mir gereicht. Alles muß man sich ja nicht gefallen lassen.

»Hör mal, du häßlicher Fruchtzwerg«, sagte ich. »Du packst jetzt auf der Stelle Löffel und Joghurt in deinen Schulranzen, oder du beziehst Prügel.«

»Haha, von wem denn?« fragte der Fruchtzwerg frech zurück. Es war einer von denen, die nicht hören wollen, sondern fühlen. Bitte sehr! Ich nahm ihm den Löffel aus der Hand, brach ihn in der Mitte durch – Stiftung Warentest *sehr schlecht* – und warf beide Teile in den Joghurtbecher.

»Und jetzt ab in den Schulranzen damit!«

Der Fruchtzwerg war schwer beeindruckt.

»Aber dann schmieren doch meine ganzen Hefte voll«, jammerte er. Ich zeigte wortlos auf die tuffimilchdurchtränkte *Mädchen* und nickte zustimmend. Unter meinen Blicken packte der Fruchtzwerg schließlich den Joghurtbecher in seinen Scout. Ich lehnte mich halbwegs zufrieden zurück, mein schlechtes Gewissen meldete sich erst, als ich zu Hause war. Es war sonst gar nicht meine Art, kleine Kinder zu quälen, daran war nur diese leidige Jungfrauenangelegenheit schuld.

Nach dem Essen setzte ich meine Aufklärungsversuche fort. Zuerst las ich noch die *Bravo Girl*. Dort gab es zwei Doppelseiten mit der Überschrift *First Sex*. Es stand aber auch nicht mehr drin als in der *Mädchen*, nur daß man einen Ort finden müsse, an welchem man ungestört sei, und dann noch alles über Verhütung und darüber, wie wichtig Kondome seien, aber nichts, wovon man hinterher klüger war als vorher.

Eine interessante Stelle fand ich allerdings, nämlich daß man ruhig ein Kissen unter die Hüften legen sollte beim ersten Mal. Ich beschloß, mir das zu merken.

In der Mitte der Zeitschrift gähnte mich dann ein Poster mit fünf grauenhaften Gestalten in Kopftüchern an, N'Sync. Einer häßlicher als der andere. Kaum zu glauben, daß deretwegen die Mädchen reihenweise hyperventilierten. Echt nicht, *grottenhäßlich* sind die, und wenn man mich dafür steinigt. Immerhin, ich wußte jetzt, wie man N'Sync schreibt, vorher hatte ich immer gedacht, man schriebe es Insing, von Einsingen, haha! Wenn das Kati wüßte, würde sie meine Einweisung in die geschlossene Anstalt veranlassen.

Ja, und dann fand ich noch einen Leserbrief mit der Überschrift: *Ist Oralsex pervers?* Perverser als das andere, also das mit dem Geschlechtsverkehr, fand ich es nicht, und da waren die von der *Bravo Girl* ausnahmsweise mal meiner Meinung. Oralsex sei nicht pervers, wenn beide es wollten. Überhaupt sei nichts pervers, was beide Partner wollten. Und man solle keine Angst vorm Spermaschlucken haben, das müsse man nicht unbedingt tun. Das war jetzt wieder mal eine interessante Stelle. Ich saß gleich wieder kerzengrade in meinem Sessel. Und jetzt kam es: Man könne kurz vorher aufhören, dann brauche man das Sperma nicht zu schlucken. Und Ende. *Womit* man kurz vorher aufhören mußte, stand da nicht. Typisch!

Ich war so frustriert nach dieser Lektüre, daß ich kurz davor war, auch einen Leserbrief zu schreiben. Ist man, moralisch betrachtet, noch Jungfrau, wenn man Oralsex gemacht hat, weil es ja eigentlich noch eine Stufe weiter ist? Wenn nein, überlegte ich mir nämlich, könnte ich ja zuerst mal das ausprobieren, es erschien mir irgendwie leichter zu sein. Dann konnte ich Konstantin sagen, ich sei zwar noch Jungfrau im technischem Sinne, aber bereits echt Oralsex-erfahren. Wenn er das hörte, konnte er mich unmöglich für eine Krampfhenne halten. Aber sicher dauerte es furchtbar lange, bis man eine Antwort vom Doktor-Sommer-Team bekam, und anrufen wollte ich da jetzt auch nicht.

Die Zeitschriften hatten ihr Aufklärungspulver schnell verschossen, sonst gab es nur noch den üblichen Mist über irgendwelche Popgruppen und blöde Mode- und Schminktips. Außer der Sache mit dem Spermaschlukken und dem Kissen hatte meine Investition sich nicht rentiert.

Wahrscheinlich mußte ich anders vorgehen, von den niedergeschriebenen, nicht jugendfreien Erfahrungen derjenigen profitieren, die *es* schon gemacht hatten. Etwas ruhelos durchstreifte ich die Wohnung und suchte im Regal nach Büchern, deren Titel so klangen, als käme Sex darin vor.

Ich fand immerhin »Schuld und Sühne«, »Beim nächsten Mann wird alles anders«, »Sinn und Sinnlichkeit«, und »Nacht über Schloß Gilmore«. Letzteres war ein buntes Taschenbuch und klang nicht unbedingt nach Sex, aber auf dem Cover war eine Frau gemalt, mit fast nichts an. Ein Mann mit Maske hielt sie um die Taille fest, und sie bog ihren Rücken so weit nach hinten, daß ihr Busen fast das durchsichtige Nachthemdchen sprengte. Die Türme im Hintergrund mußten zu Schloß Gilmore gehören.

»Was machst du da?« fragte Mama, die unbemerkt neben mich getreten war. »Suchst du was zum Lesen?«

»Nicht direkt«, antwortete ich und ließ meine Augen weiter über die Regale wandern.

Mama nahm mir die Bücher aus der Hand und sah auf die Titel.

»Jane Austen«, sagte sie. »Ja, das ist sehr gut.«

In diesem Augenblick sah ich es wieder, mein erstes

Aufklärungsbuch, »Wo kemma eigentlich de kloana Schrazerl her«, es war ein bayrisches Buch. Mama hatte es tatsächlich aufgehoben. Vermutlich für alle Fälle. Ich zog es aus dem Regal. Schaden konnte es ja nicht, wenn ich es mir noch mal anschaute.

»Ich suche was über Sex«, erklärte ich Mama und hielt ihr das Buch unter die Nase. Damals, als ich es bekommen hatte, war in der Bekanntschaft ein Baby unterwegs gewesen, und ich hatte gefragt, wie es denn in den Bauch gekommen sei. Jetzt war es an der Zeit, auch den Rest zu erfahren.

Mama schnallte wieder mal überhaupt nichts.

»Brauchst du das für die Schule?« fragte sie intelligenterweise.

»Nein, für mich. Man möchte ja schließlich wissen, was man tut.«

»Oh.« Mama griff sich an den linken Busen.

»Man möchte ja nicht wie der letzte Dilettant dastehen«, fuhr ich fort.

Jetzt sah Mama ehrlich erschrocken aus. Eine ganze Weile lang sagte sie gar nichts. Schließlich ließ sie sich aufs Sofa fallen und holte tief Luft. »Ja, dann mach' ich wohl mal einen Termin bei der Frauenärztin für dich. Wegen Verhütung und so weiter.«

Ich war etwas verblüfft. Das war ja wie in der *Bravo*, sofort wird über Verhütung gesprochen, das Eigentliche aber wird übergangen.

»Kenne ich ihn denn?« fragte Mama.

»Wen?« fragte ich zurück.

»Den – Jungen, mit dem du ...« Mama stockte.

»Oh.« Darüber hatte ich mir noch gar keine Gedanken

gemacht. Aber Mama hatte völlig recht: Ich brauchte jemanden, der mir half, aus mir eine Exjungfrau zu machen. Nur wen?

Mama wagte einen neuen Anlauf: »Den Jungen, in den du verliebt bist.«

»Ach so, den.« Ich schüttelte den Kopf. »Nee, den kennst du nicht.« Ich konnte ihr doch schlecht sagen, daß es der Nachhilfelehrer war, dann würde sie mir womöglich doch noch die bebrillte Meckerziege vor die Nase setzen.

Mama sah auf meine Bücher. »Na ja, ich fürchte, da drin geht es weniger um Aufklärung. Aber das lernt ihr ja heute alles in der Schule.«

Haha, von wegen. In der Schule war nie ein einziges Wort über Oralsex gefallen oder über Kissen, die man sich unter die Hüfte schieben mußte. Aber ich sagte nichts. Mama hatte ja schon Schwierigkeiten, die einfachsten Worte über die Lippen zu bringen.

Eine Frage von mir, und sie würde im Erdboden versinken, das sah ich ihr an.

»Du weißt ja, daß man Kondome benutzen muß«, sagte sie noch. »Also, unbedingt muß man Kondome benutzen. Wenn der Junge keine benutzen will, dann mußt du darauf bestehen. Und wenn du dich nicht traust, welche zu kaufen, dann besorge ich dir welche.«

Wenn ich mich nicht traute, Kondome zu kaufen ... Ich dachte, ich hätte mich verhört! Dafür hätte sie womöglich noch Verständnis gehabt, sie, die mich neulich erst *gezwungen* hatte, einen Zwölferpack Recyclingklopapier quer über den Aldi-Parkplatz zu tragen, obwohl Meinrad Sost und ein paar andere Jungs aus unserer Klasse dort mit Inline-Skates herumfuhren! Unglaublich!

Ich zog es vor, mich mit meinen Büchern in mein Zimmer zu verkrümeln. Dort las ich noch einmal, wo die kleinen Schrazerl herkommen. Ich gebe es ungern zu, aber das war der bisher aufschlußreichste Aufklärungsbeitrag des Tages. Allerdings wie gesagt auf bayrisch.

Unter der Rubrik: »Wie man ein Baby macht« fand ich folgende klare und deutliche Aussage: »Und auf amoi wer dei Penis so glatt und hart ois wia da Griff von an Tennisschläger.« Und daß der »Mo«, also der bayrische Mann, dann sein Penis in ihr Vagina neischteckt. Und weil's so schön ist, duad der Mo deshoib sein Penis immer wieda raus und rei, was so a sakrisch scheens G'fui is, wia wenn ma sich kratzad.

Das gleiche Buch hätte es für Fünfzehnjährige geben müssen, dann wären keine Fragen offen geblieben. Aber noch wollte ich nicht aufgeben.

Gerade als ich in »Nacht über Schloß Gilmore« nach brisanten Stellen suchte, kam Anna herein. Ganz offensichtlich war sie von Mama zu einem Gespräch mit mir animiert worden, so von Schwester zu Schwester.

»Ah, Aufklärungslektüre«, sagte sie mit einem Blick auf die kleinen Schrazerl. »Also, wenn du irgendwas nicht verstehst und wissen willst, dann frag mich ruhig.«

Ich war echt gerührt. Das war eine Möglichkeit, die ich bisher noch nicht in Betracht gezogen hatte, die Auskunft von unmittelbar Betroffenen. Vor Jörg-Thomas hatte Anna schon einen Freund namens Ronald gehabt und davor einen mit Namen Falko, da mußte sie theoretisch Bescheid wissen.

Anna hatte mir damals auch erklärt, wie man einen Tampon benutzt, das weiß Valerie bis heute nicht. Ich habe neulich entdeckt, daß sie *Always ultra* benutzt, die Windel bei der angeblich nichts überläuft. Ich dachte, ich fall' tot um! So was benutzt doch niemand freiwillig! Aber Valerie hat keine große Schwester, die ihr so was erklären kann, und sie sagt, sie ist nicht der Typ, der zu Experimenten neigt. Ich meine, so viele Möglichkeiten, einen Tampon zu benutzen, gibt es nun auch wieder nicht!

Manchmal ist Anna eben doch nützlich.

»Du würdest mir also sagen, was ich wissen will?« fragte ich.

Anna nickte.

Ich beschloß, mir zunächst einen groben Überblick über ihren Sachkenntnisstand zu verschaffen, und fragte sie, ob sie mir erklären könne, wie die männliche Samenflüssigkeit schmecken würde oder ob es besser wäre, kurz vorher aufzuhören, womit auch immer.

Anna wurde rot.

»Ähm, wie bist du denn drauf?« fragte sie.

Ich nickte nur. Das hätte ich mir denken können, daß sie darauf selber keine Antwort wußte. Man mußte Jörg-Thomas ja nur ansehen, um zu wissen, daß er nicht mal auf dem Stand der *Bravo Girl* war.

Anna verzog sich wieder, wahrscheinlich runter zu Mama, um ihr zu sagen, daß ich praktisch schon jenseits aller Aufklärung war. Mama würde vermutlich tot umfallen.

Ich wollte nicht, daß sie sich unnötig aufregte, daher schrie ich Anna hinterher: »Oralsex ist nicht pervers!«

Da stolperte Anna und fiel die Treppe runter.

4.

Soviel also zur sogenannten Aufklärung durch Bücher, Zeitschriften und unmittelbar Betroffene. Eines hatte ich jedenfalls dabei gelernt: Es gibt nichts Gutes, außer man tut es.

Es wurde Zeit für Schritt Nummer 2. Ich hatte mich informiert, so gut es ging, aber jetzt brauchte ich den passenden Kandidaten fürs erste Mal.

Nachdem ich mich vergewissert hatte, daß Anna sich bei ihrem Treppensturz nur einen Bluterguß auf ihrem Hintern zugezogen hatte, machte ich eine Liste von allen Männern, die ich kannte. Dann strich ich daraus diejenigen, die mit mir verwandt waren, über vierzig Jahre alt und/oder so unappetitlich, daß an *derartige* Aktivitäten mit ihnen keinesfalls zu denken war.

Die Liste war anschließend nur noch sehr kurz. Es standen darauf: Herr Mann, mein Klavierlehrer, Jörg-Thomas, der Freund meiner Schwester, unser Zahnarzt Doktor Meinerzhagen und Pierre, der französische Austauschschüler, der im letzten Jahr bei uns gewohnt hatte. Nach einiger Überlegung strich ich Pierre und Doktor Meinerzhagen wieder von der Liste, Pierre, weil er längst zurück in Frankreich war und ich seit Monaten nichts mehr von ihm gehört hatte, und Doktor Meinerzhagen, weil erstens seine Frau bei ihm Sprechstundenhilfe war und ich zweitens so auf die schnelle keine Gelegenheit sah, ihn außerhalb der Praxis zu treffen. Die Angelegenheit drängte.

Blieben Jörg-Thomas und Herr Mann. Vermutlich würde es Herr Mann sein, denn Anna war sicher nicht mit Jörg-Thomas einverstanden. Auch wenn es sich bloß um einen rein biologischen Akt handelte, der nichts, aber auch gar nichts mit Moral zu tun hatte. Aber es war besser, nicht auf Annas Verständnis zu bauen und Jörg-Thomas lediglich als Notreserve im Hinterkopf zu behalten.

Mitten in meinen Überlegungen rief Kati an und schniefte fürchterlich ins Telefon.

»Ich habe es getan«, schluchzte sie, und für einen winzigen Augenblick, dachte ich, sie habe *es* getan. Es handelte sich aber um etwas ganz anderes. Kati hatte nämlich endlich die Haartönung ausprobiert, die sie im letzten Jahr auf der Schultombola gewonnen hatte. »Schwarze Johannisbeere« oder so ähnlich.

»Wildpflaume«, verbesserte Kati schluchzend.

Blauschwarz mit einem Stich ins Dunkellila, da war der Name ziemlich egal, es hätte genausogut »Vorsicht, nicht benutzen!« draufstehen können. Ich hätte das Zeug eher getrunken, als es mir auf die Haare zu schmieren. Kati hätte eigentlich gar nichts mehr sagen müssen, ich hatte auch so genug Phantasie, um mir das Chaos auf ihrem eigentlich mittelblonden Kopf vorzustellen. Aber sie erzählte mir alles haarklein, vom Aufreißen der Pakkung bis zur allerletzten Spülung, mindestens zeitgleich. Als hätte ich selber nicht schon genug Probleme gehabt.

»Jetzt habe ich die Haare schon elfmal gewaschen, und sie sind immer noch ganz lila«, klagte sie. »Dabei steht da, daß es nach fünf – bis sechsmal ausgewaschen ist!

Meinst du, das Haltbarkeitsdatum war vielleicht schon überschritten?«

Ich konnte schlecht sagen, daß mich das alles einen Dreck interessierte, also machte ich einen konstruktiven Vorschlag, bevor Kati wieder von vorne anfangen konnte. »Du darfst die nächsten Tage meine blaue Federkappe haben«, sagte ich. »Dann sieht niemand, daß du blaue Traube auf dem Kopf hast.«

»Wildpflaume«, verbesserte Kati, aber ihre Tränen versiegten auf der Stelle. »Das würdest du wirklich tun?«

»Ja.«

»Auch wenn es länger dauert als ein paar Tage?«

»Ja.«

»Und wenn es Wochen dauert?«

»Auch dann.«

»Und wenn es für immer draufbleibt?«

»Kein Problem!« In diesem Fall nähme ich mir an Katis Stelle sowieso einen Strick, und die Kappe würde automatisch wieder in meinen Besitz übergehen.

»Du bist total lieb«, schniefte Kati und gab mir noch genaueste Instruktionen, an welcher verschwiegenen Ecke ich morgen auf sie warten und ihr die Kappe übergeben sollte.

Als sie aufgelegt hatte, war ich nicht mehr in der Stimmung, meine Entjungferung zu planen. Dabei wäre es schön gewesen, die Sache bis zur nächsten Nachhilfestunde hinter mich gebracht zu haben, dann würde Konstantin gleich merken, daß er es mit einer erfahrenen Exjungfrau zu tun hatte. Aber meine Klavierstunde war erst am Freitag, und ich war mir nicht sicher, ob ich Herrn Mann gleich beim ersten Mal dazu überreden konnte. Er war von sehr bedächtiger Natur, sicher brauchte es einiges an Überzeugungskraft, bis er soweit war.

Bei dem ganzen Streß hatte ich völlig vergessen, Hausaufgaben zu machen, aber glücklicherweise hatte Jens mir einen Platz im Schulbus freigehalten, wo ich in aller Ruhe von ihm abschreiben konnte.

»Wo ist denn deine Kappe?« erkundigte sich Jens.

Ich zeigte auf meinen Rucksack. »Da drin, die kriegt Kati heute, weil sie lila Haare hat. Aber das darfst du keinem Menschen verraten.«

»Ehrensache«, versprach Jens. »Warum hast du eigentlich gestern mittag woanders gesessen? Ich hatte dir hinten einen Platz freigehalten.«

»Ich mußte was Wichtiges nachlesen.« So, Mathe war fertig, blieben noch Erdkunde und Französisch. Ich wog beide Fächer gegeneinander ab. Der Bus hielt bereits an der drittletzten Ampel vor der Schule, es war nicht mehr viel Zeit. Daher entschied ich mich für Erdkunde, in Französisch würde ich dem Alke – ja, der Mundgeruch quälte uns gleich in zwei Fächern – sagen, ich hätte das Heft auf dem Klavier liegen lassen, bedauerlicherweise.

»Eine dümmere Ausrede ist Ihnen wohl nicht eingefallen«, würde der Alke sagen, das sagte er nämlich immer. Aber er konnte auch nicht das Gegenteil beweisen.

»In der *Bravo*?« fragte Jens. Er mußte echt scharfe Augen haben. »So was liest du doch sonst nicht!«

»Hm? Ach so, gestern im Bus. Ich wollte was Bestimmtes wissen.« Ich schmierte ein paar Sätze über den Assuan-Staudamm hin. Eine Schande, was die damit angerichtet hatten in Ägypten!

»Die Menschen sind ja so schlecht«, sagte ich zu Jens. »Alles, was gut ist und funktioniert, müssen sie zerstören!«

Jens nickte zustimmend. »Aber 1999 wird die Erde sowieso von einem Meteoriten getroffen und zerstört, und bis dahin haben sie es nicht geschafft, alle Regenwälder abzuholzen, die Wale zu töten und das Ozonloch zu verdoppeln.«

»Woher weiß du denn das?«

»Das mit dem Meteoriten? Das kam gestern im Fernsehen. Und alle großen Wahrsager der Geschichte haben das Ende der Welt, so wie wir sie kennen, zu diesem Datum prophezeit. Was sie beschrieben haben, Flächenbrände, Staub und Asche, die monatelang die Sonne verdunkeln, jede Menge freigesetzte radioaktive Strahlung, das entspricht genau den Folgen eines Meteoriteneinschlags, sagen die Wissenschaftler.«

Mir lief ein Schauder über den Rücken. »Aber das ist ja schrecklich! Wann genau in 1999 wird das denn passieren?«

»Das haben sie nicht gesagt«, erklärte Jens.

»Dann hätten wir vielleicht nur noch ein Jahr.« Ein Jahr war ganz schön wenig für alles das, was ich mir für dieses Leben noch vorgenommen hatte. Daß alles vorbeisein würde, bevor es begonnen hätte, war eine komische Vorstellung. Aber sie hatte durchaus auch ihre Reize. All die Dinge, die man sich verkniff, weil sie einem das zukünftige Leben verderben konnten: schlechte Noten, Ladendiebstahl, Drogen, pfffft, drauf geschissen. Wenn die Welt eh unterging, spielte es doch gar keine Rolle, ob man ein gutes Abi machte oder sich von Kokain ein paar Löcher ins Gehirn fressen ließ. Der Levin aus der Elften verkaufte mittags Ecstasy auf dem Busbahnhof für'n paar Mark. Bisher hatte ich mir statt dessen lieber ein Magnum gekauft, schließlich wollte ich Körper und Seele auch später noch nutzen. Aber unter diesen Umständen konnte ich es ja mal riskieren, auf ein paar Gehirnlöcher mehr oder weniger kam es dann nicht mehr an. Und überhaupt: Angesichts der Apokalypse schrumpften meine Probleme auf ein kaum wahrnehmbares Nichts zusammen.

Der Bus legte sich mit Schwung in die letzte Kurve.

»Hey.« Jens berührte meine Schulter. »Jetzt mach dir mal keine Sorgen, vielleicht stimmt das ja überhaupt nicht. Man soll nicht alles glauben, was im Fernsehen kommt.«

Aber es war zu spät: Die Idee vom Ende der Welt hatte sich in meinem Kopf festgesetzt wie eine Zecke. Nichts war mehr wichtig, alles möglich. Egal, was ich dachte, fühlte oder tat, es hatte keinerlei Bedeutung mehr für die Zukunft, denn die Zukunft gab es nicht mehr. Ein faszinierender Gedanke.

»Jens, weißt du, was ich dir schon immer mal sagen wollte?« Ich konnte ja jetzt alles sagen, was ich schon immer mal hatte sagen wollen. »Dein Ziegenbart sieht scheußlich aus. Wenn ich du wäre, würde ich mich mal rasieren!«

Jens faßte sich ans Kinn. Er sah ehrlich betroffen aus. »Das ist jetzt in. Die Skaterkids haben alle so einen.«

»Die sehen auch alle scheußlich aus«, sagte ich und drängelte mich schnell an ihm vorbei aus dem Bus.

Draußen holte mich dann das Leben wieder ein. Gleich unter dem Haltestellenschild stand der Tuffimilchfruchtzwerg von gestern, neben ihm sein kichernder Freund und eine dicke, blonde Frau, vermutlich die Mutter.

Kaum war ich aus dem Bus gestiegen, zeigten die beiden Zwerge mit dem Finger auf mich und brüllten: »Das ist sie! Das ist sie!«

Ich war viel zu überrascht, um an Flucht zu denken. Die dicke Mutter packte mich dann auch sofort am Anorak. »Du hast also dem Fabio den Joghurt in den Schulranzen getan, weil er seinen Platz nicht für dich frei machen wollte! Das sind ja Methoden wie bei der Mafia!«

Ich versuchte mich zu befreien, aber die Zwergenmutter hatte Bärenkräfte. Und ein weitschallendes Organ. »Schön hiergeblieben! Wir gehen jetzt erst mal zum Direktor, wir beiden!«

»Ich habe Ihrem Zwerg keinen Joghurt in den Schulranzen getan, das war er selber«, protestierte ich schwach, bekam aber nur eine Kopfnuß versetzt.

»Aua!«

»Kleine Kinder quälen und dann auch noch lügen!« schrie die dicke Zwergenmutter und zerrte mich quer über den Schulhof. An der verabredeten Ecke unter der Treppe sah ich einen dunkellila Haarschopf hervorblitzen und darunter zwei verzweifelte Augen. Kati, die Wildpflaume. Aber sie konnte mir natürlich nicht zu Hilfe kommen, dazu hätte sie ihre Deckung verlassen müssen, und ein solches Opfer konnte ich ihr nicht abverlangen. Ich meinerseits konnte allerdings auch nichts für sie tun, nicht mal den Rucksack mit der Federkappe konnte ich zu ihr hinüberwerfen, denn die wildgewordene Zwergenmutter hielt meine beiden Arme auf dem Rücken fest im Schraubstock.

Aber noch war ich nicht verloren. Jens war uns durch das Gewimmel gefolgt und stellte sich mitten in den Weg.

»Lassen Sie sofort das Mädchen los!« rief er, aber die dicke Alte tat natürlich nichts dergleichen. Im Gegenteil, sie machte Anstalten, Jens einfach umzupflügen.

»Aus dem Weg!« kreischte sie. »Die Schweinerei im Schulranzen muß ich mir nicht gefallen lassen.«

Sie gab mir noch eine Kopfnuß. Diesmal verkniff ich mir ein »Aua«, statt dessen biß ich, so fest ich konnte, in ihren Unterarm. Vergeblich, sie trug eine Art Panzer aus Mohairwolle, die mir den Mund verklebte. Jens kam mir sogleich zur Hilfe und versuchte, mit heftigem Rucken meine Arme aus dem Schraubstock zu befreien. Die Alte verteilte jetzt wahllos Kopfnüsse nach links und rechts.

Dabei brüllte sie wie abgestochen: »Halbwüchsige Kriminelle seid ihr, allesamt hinter Gitter sollte man euch stecken!«

Sie schien unbesiegbar zu sein wie Godzilla, aber ihr Gekreische lockte schließlich Alke, den Ritter von den stinkenden Sümpfen, herbei. Er hatte heute die Hofaufsicht vor Schulbeginn.

»Was ist denn hier los?« rief er, und sein fauliger Atem ließ die Zwergenmutter sekundenlang verstummen.

Ich hingegen war durch jahrelange Gewöhnung besser abgehärtet und schleuderte blitzschnell eine Erklärung heraus. Von wegen kleine Jungs, die mich im Bus mit Tuffimilch bekleckert und mir eigene Joghurtschweinereien in die Schuhe schieben wollten. Und Jens setzte hinzu, daß Godzilla mich geschlagen und gequält habe, er sei Zeuge. Der Alke warf einen Blick auf meine Arme, die immer noch im Zwergenmutterschraubstock steckten und war geneigt, uns zu glauben. Auch die gebrüllten Erklärungen der aus der Betäubung erwachenden Godzilla konnten ihn nun nicht mehr vom Gegenteil überzeugen.

»Der Verzehr von Lebensmitteln im Schulbus ist den Kinder strengstens untersagt«, erklärte er ernsthaft. »Und jetzt lassen Sie bitte auf der Stelle meine Schülerin los.«

Sie denke gar nicht daran, schrie Godzilla und verstärkte den Druck auf meine Arme. Solche Mafiamethoden zur Unterdrückung der jüngeren Schüler wolle und werde sie nicht dulden.

Mittlerweile hatte sich ein gewaltiger Pulk sensationsgeiler Schüler um uns herum versammelt. Ich wagte nicht hinzuschauen, ob Konstantin vielleicht auch darunter war. Das wäre mein Tod gewesen.

Um der Sache ein Ende zu bereiten, ließ ich den Kopf erschöpft nach vorne baumeln und stieß einen Wehlaut aus. Das und der empörte Aufschrei der Menge ringsum brachten Ritter Alke endgültig gegen die Zwergenmutter auf. Beherzt trat er näher und stieß ein paar warnende, faulige Atemwolken aus.

»Sofort loslassen!« rief er, und die Zwergenmutter, die nicht rechtzeitig Mund und Nase dichtgemacht hatte, ließ für eine Sekunde locker. Pfeilschnell witterte ich meinen Vorteil, riß mich los und beobachtete aus sicherer Entfernung, wie der Alke ihr den Rest gab.

Er trat noch einen Schritt näher an sie heran und sprach ein paar böse, zusammenhängende Sätze, von wegen offensichtlicher Überforderung bei der Erziehung des eigenen Sohnes und schlechtem Beispiel in Sachen Konfliktbewältigung. Und überhaupt solle sie froh sein, wenn der Direktor von einer Anzeige wegen unangemessener Gewaltanwendung gegenüber einer Minderjährigen absähe. Mit jedem Wort wurde die Zwergenmutter ein paar Zentimeter kleiner und etliche Nuancen grüner im Gesicht. Schließlich ließ sie sich fast willenlos von Alke abführen.

Im Vorbeigehen strich der mir über den Scheitel und fragte, ob ich in Ordnung wäre.

»Ja, danke«, näselte ich tapfer. Der Alke war echt in Ordnung. Es tat mir leid, daß ich ihn nachher anlügen mußte, von wegen Französischheft auf dem Klavier vergessen. Vielleicht würde ich es zur Abwechslung mal mit der Wahrheit versuchen. Im Grunde hatte ich nichts zu verlieren. 1999 ging ja sowieso die Welt unter.

»Puh, das war ja was!« sagte Jens, nachdem wir uns aus der Mundgeruchszone entfernt hatten. »Die hätte dich glatt plattgemacht.«

»Ja.« Voller Dank sah ich zu ihm hoch. Ich mußte sehr hoch schauen. In den letzten Monaten hatte er wohl noch ein paar Zentimeter zugelegt. »Danke, daß du mir geholfen hast.«

»Ist doch Ehrensache«, erwiderte Jens bescheiden. »Wenn du Hilfe brauchst ...«

In der Tat, brauchte ich. Spontan beschloß ich, Jens ebenfalls auf die Entjungferungskandidatenliste zu setzen. Das war überhaupt die Lösung! Am liebsten hätte ich mich mit der flachen Hand vor die Stirn gehauen. Daß ich nicht schon vorher auf ihn gekommen war! Mit ziemlicher Sicherheit war Jens Jörg-Thomas auf dem Gebiet der sexuellen Erfahrung überlegen, wahrscheinlich übertraf er darin sogar Herrn Mann.

Da war nämlich im letzten Jahr diese französische Austauschschülerin gewesen, Delphine. Sie hatte bei Jens' Familie gewohnt und ausgesehen wie eine Sophie Marceau für Arme. Aus der Mädchenumkleide wußte ich, daß sie schwarze Stringtangas, also diese sauunbequemen Pokneifer trug. Eine mit solchen Unterhosen, und dann auch noch eine Französin, oh lala, die hatte Jens sicher nicht ruhig schlafen lassen.

Welch unvorhergesehene glückliche Umstände! Ha, und jetzt stand auch noch mein Name in dem Herzchen auf seinem Pult. Bessere Voraussetzungen für eine problemlose Entjungferung konnte es ja gar nicht geben!

Ich lächelte ihm zu. Jens lächelte ahnungslos zurück.

Meine beschwingte Stimmung hielt den ganzen Tag über an, auch die Bandprobe der *Vier Falschen Fünfziger* mit Jennifer konnte mir die Laune nicht verderben. Obwohl sie eine blöde Bemerkung über meinen Federhut machte, der jetzt Katis Haare bedeckte. Kati nahm den Hut selbstverständlich nicht ab. Nur ich hatte bisher einen Blick auf die Wildpflaume erhaschen dürfen, wirklich verhehrend lila, selbst im Dämmerlicht des Mädchenklos! Wenn es wenigstens blau gewesen wäre – blau war im Augenblick der letzte Schrei. Aber lila! Ich an Katis Stelle hätte mir den Hut gleich an der Kopfhaut festgetackert.

Wir spielten Jennifer eine unserer selbstkomponierten Nummern vor: »Kisses from a green boy are like bisses from a green frog«, was soviel heißen sollte wie: »Küsse von einem grünen Jungen sind sind wie Froschbisse.«

»Es muß heißen *of* a frog«, nörgelte Jennifer. »Und Frösche sind immer grün.«

Aber da wurde Leni, die das Lied gedichtet hatte, böse.

»Hauptsache, man versteht, was gemeint ist«, sagte sie. Und überhaupt solle Jennifer erst mal zeigen, was sie könne.

»Was wollt ihr denn hören?« Jennifer stellte sich vors Keyboard. Mich schob sie beiseite wie welkes Gemüse.

»Na ja, was wir wirklich brauchen könnten, wäre eine Bassistin«, sagte ich. Eine Keyboaderin hatten wir schließlich schon, und zwar mich.

In diesem Augenblick ging die Gerümpelkellertür auf, und Meinrad und Robert aus unserer Klasse traten ein. Es war das erste Mal, daß sie Interesse an den *Vier Falschen Fünfzigern* zeigten, und jetzt zeigte sich auch sofort, wie falsch die Fünfziger waren. Leni setzte ein scheeles Lächeln auf, Kati fummelte nervös unter meinem Federhut herum, und Valerie hielt sich unauffällig den dicken Pickel an der Wange zu, den sie »Utz« getauft hatte. Valerie schwärmte nämlich heimlich für Meinrad, obwohl ich ihr mehrfach sehr anschaulich von den Kaugummileichen unter seinem Pult erzählt hatte.

Jennifer freute sich über zusätzliches Publikum. Sie schlug ein paar Akkorde an und gab dann eine ziemliche Schnulze zum besten. Text: »You light up my day.« Der reinste Kitsch.

Meinrad und Robert kriegten sich aber gar nicht mehr ein, da unten zwischen dem Gerümpel. Sie dachten wohl alle beide, daß sie persönlich Jennifers Tag belichteten – oder was immer sie sich da zusammengedichtet hatte. Auch Leni, Kati und Valerie waren ganz hin und weg.

»Wahnsinn«, sagte Kati unter ihrer Kappe. »Total schöner Song.« Ich erwog für einen Augenblick, die falsche Wildpflaume mit einer einzigen Handbewegung zu enttarnen. Verdient hätte sie's ja.

»Selbst komponiert«, sagte Jennifer bescheiden. Was voll gelogen war. Nur drei Tage später hörte ich das Lied auf dem Hausfrauen-Schmusesender, den Mama immer beim Bügeln hört, genau das gleiche, nur viel besser gesungen. Aber als ich den anderen davon erzählte, war Jennifer längst Mitglied der *Falschen Fünfziger* und nichts, was ich sagte, konnte diese Entscheidung wieder rückgängig machen. Jennifer hatte nämlich auch schon das Bandmanagement an sich gerissen, indem sie uns Kontakte mit einer Plattenfirma versprochen hatte, deren Producer sie angeblich persönlich kannte.

»Wie persönlich?« erkundigten sich Kati, Leni und Valerie ehrfürchtig, und Jennifer antwortete: »Sehr persönlich, wenn ihr versteht, was ich meine.«

Daß ich nicht lachte! Aber alle außer mir glaubten ihr bedingungslos. Ich allerdings bezweifelte mittlerweile sogar die Geschichte mit dem Musiklehrer und der Hallig.

Na, konnte mir eigentlich alles egal sein, schließlich hatte ich genug andere Probleme, die nach einer Lösung schrien. Die Bandprobe verlief dann musikalisch gesehen noch äußerst unbefriedigend, die anderen sahen sich schon auf einem CD-Cover und erörterten eifrig die Kleiderfrage für den ersten Fototermin. Meinrad und Robert fuhren mit ihren Inline-Skates kreuz und quer durch den Gerümpelkeller und gaben wahnsinnig an. Keiner interessierte sich für die Melodie, die mir im Kopf herumspukte. Eine melodische Tonfolge, fast schon zu schön, um nicht schon früher mal erfunden worden zu sein. Während die anderen diskutierten, ob man besser Schwarzweiß- oder Farbfotos machen sollte, fiel mir auch gleich noch ein Text ein, fast wie von selbst. Ein Song für Konstantin.

Aller Anfang ist ganz leicht,
der eine Blick hat schon gereicht,
doch alles weit're ist echt schwer,
dabei lieb ich dich so sehr.

Statt der »eine Blick« hätte ich lieber »eine Gleichung mit drei Unbekannten« gedichtet, aber das war leider zu lang und das Lied auch so echt genial. Total süß!

»Ja, und dann müssen wir unbedingt an unserem Image arbeiten und ein paar Tanznummern einstudieren«, sagte Jennifer noch, aber da kam glücklicherweise Katis Mutter, um uns abzuholen und reihum zu Hause abzusetzen.

Katis Mutter beherrschte das Autofahren nicht sonderlich gut, sie trat aufs Gas und dann gleich wieder auf die Bremse, weil sie Angst hatte, zu schnell zu werden. Es war, als ob der Wagen einen schrecklichen Schluckauf hätte. Aufgrund dieser Fahrweise hatte ich vor Jahren mal einen halben Erbseneintopf auf die Rücksitze erbrochen, den man heute noch riechen konnte. Seit dieser Zeit achtete ich darauf, nur mit leerem Magen bei Katis Mutter einzusteigen, um ein noch schlimmeres Unglück zu verhüten. Aber diesmal war ihre Fahrweise echt mal von Nutzen. Während der Wagen so vorwärts ruckte und rumpelte, fiel mir nämlich eine geniale Ergänzung zu meiner Melodie ein, ein schneller Rap, nur ein Ton im Schluckauf-Rhythmus des Autos:

Ich will dich ganz entdecken,
will mich in dir verstecken.
Ich werd' dich voll umgarnen,
dich Stück für Stück enttarnen.
Ich will mit dir allein sein,
mit Haut und Haaren eins sein.
Ich will, daß wir uns küssen
und nie mehr etwas müssen.

Und dann, sozusagen als Rapfrain, diese süße Melodie, von wegen aller Anfang ist ganz leicht. Wahnsinn!

Gleich Donnerstag im Schulbus wollte ich Jens wegen seiner sexuellen Erfahrungen mit Delphine im Stringtanga aushorchen. Aber Jens war nicht da. Ich quälte mich bis zur vierten Stunde neben Simon, der wieder kaum die Lippen auseinanderkriegte und dafür durchdringend nach Pupertätsschweiß roch.

»Wird höchste Zeit, daß du mal wieder den Pullover wechselst«, sagte ich. Simon hatte zwei Pullover, die er abwechselnd anzog, einen blauen und einen roten. Aber den blauen hatte ich schon lange nicht mehr gesehen.

Simon würdigte mich keiner Antwort. Er quetschte sich seelenruhig fünf Megapickel aus, wovon einer einen gelbweißen Fleck auf meinem Mathebuch hinterließ. Ich schätze, meine Übelkeit war so echt, daß das Gürteltier keinen Verdacht schöpfte, als ich die übliche Sissi-Jakobi-Magenverstimmungs-Show abzog. Ich rief Mama in der Firma an, damit sie mich von der Schule abholte. Sie kam netterweise sofort und drohte mir für die nächsten zwei Tage Zwiebacksuppe mit Milch an, falls ich wieder mal simulierte. Zufälligerweise liebe ich Zwiebacksuppe mit Milch.

Als sich mein Magen nach drei Tellern halbwegs beruhigt hatte, rief ich bei Jens an, um zu fragen, wo er heute geblieben sei.

Er hätte Mumps bekommen, sagte mir seine Mutter am Telefon, und er sähe aus wie ein Hamster.

Ich wollte ihn trotzdem besuchen, aber Mama verbot es mir, weil ich selber noch keinen Mumps gehabt hätte.

»Dann wird es ja höchste Zeit«, sagte ich, aber Mama sagte, sie habe keine Lust, einen kranken Hamster zu pflegen. Außerdem sei ich ja schon krank.

Ich versuchte gar nicht erst, ihr zu erklären, daß ich es mir momentan nicht leisten könnte, in Sachen Jungfräulichkeit untätig Zeit verstreichen zu lassen, zumal die Erde 1999 von einem Meteoriten getroffen würde. Es war abzusehen, daß Mama dafür kein Verständnis haben würde.

Statt dessen trollte ich mich in mein Zimmer und las noch ein bißchen in »Nacht über Schloß Gilmore«. Aber erst abends, schon im Schlafanzug, fand ich auf Seite 103 eine lehrreiche Passage.

Die Heldin, Linda-May, war nämlich auch noch Jungfrau, genau wie ich, und in diesem Zustand heiratete sie den Grafen Gilmore und sah nun auf Schloß Gilmore gespannt ihrer Entjungferung entgegen. Ich mindestens ebenso. Aber der Graf kam die ersten hundert Seiten niemals durch die Tapetentür, die sein Gemach von ihrem trennte. Linda-May wagte nicht, ihn darauf anzusprechen, zumal sie tagsüber mehr und mehr Gefallen an dem Bruder des Grafen fand. Aber eines Nachts, als der Graf angeblich auf Reisen war, öffnete sich endlich die Tapetentür. Es war leider stockdunkel, aber für Linda-May war sonnenklar, es konnte nur ihr Gemahl sein, der sich neben sie ins Bett legte und sie wortlos mit leidenschaftlichen Küssen bedeckte. Ich als clevere Leserin wußte an dieser Stelle natürlich längst, daß es sich bei dem Küsser um den Bruder des Grafen handelte. Die nun folgende Szene allerdings gab mir mehr als ein Rätsel auf. Linda-May wurde nämlich *hineingerissen in den Strudel des Eros,* und die Küsse des vermeintlichen Grafen wurden immer leidenschaftlicher. Auch seine Hand versetzte ihren Körper in *fiebrige Erregung.* Plötzlich aber – dramatisches Präsens – gerade als er *ihr bebendes Geheimnis zwischen den seidenweichen Schenkeln* erforscht, hält er irritiert inne, und jetzt kommt das Interessante: Linda-May flüstert verschämt: »Das Gänsefett, es steht auf dem Nachttisch. Man sagt, damit gehe es leichter.«

Aha! Gänsefett, ein Geheimtip, den ich mir merken mußte, genauso wie die Sache mit dem Kissen unterm Hintern. Leider wurde nicht mehr beschrieben, was genau man mit dem Gänsefett anstellen muß, statt dessen wurde es dann so richtig mysteriös. Der falsche Graf bedeckte Linda-Mays *süße Unschuld (???) mit seinen heißen Küssen,* und *ein Lustschauder nach dem anderen (???) überlief sie in atemloser Folge, bis sie sich in ohnmächtiger Ekstase (???) an den ewigen Gestaden der Liebenden (???) wiederfand, dem Manne für immer verfallen (???)* – eine Passage, die sich eindeutig an Eingeweihte richtete.

Immerhin, die Sache mit dem Gänsefett hatte ich mir gemerkt. Ob man so was in der Apotheke bekam? Ich beschloß, mich gleich morgen danach zu erkundigen. Bevor ich einschlief, fiel mir allerdings noch eine weitere Strophe für meinen Rap zum ersten Mal ein, inspiriert von Linda-May und »Nacht über Schloß Gilmore«. Die neue Strophe war so genial, daß ich sie sofort aufschreiben mußte:

Ich werd' mich in dich krallen
und dir komplett verfallen,
ich werd' mein Herz verlieren,
samt Leber, Lunge, Nieren!

Und dann wieder der Rapfrain:

Aller Anfang ist ganz leicht,
der eine Blick hat schon gereicht,
doch alles weit're ist echt schwer,
dabei lieb ich dich so sehr.

5.

Das erste Wochenende im Monat war immer ein Papa-Wochenende. Eigentlich standen ihm und mir zwei Wochenenden im Monat zu, aber seit er wieder verheiratet war, nahm Papa es mit seinem Besuchsrecht nicht mehr so genau. Ich mochte die Papa-Wochenenden, aber eins im Monat reichte mir völlig, zumal Papa in Aachen wohnte und ich jedesmal zweieinhalb Stunden mit dem Zug fahren mußte.

Ich hasse Zugfahren. Garantiert sitzen mir so äpfelschälende Omis gegenüber oder Wehrpflichtige auf Heimaturlaub, die sich mit Büchsenbier besaufen und laut rülpsen. Das letzte Mal hatte ich eine Mutter mit drei kleinen Jungs im Abteil, die dachte, ich als Mädchen wäre sozusagen ein naturgegebener Babysitter.

»Als ich in deinem Alter war, war ich ganz wild auf kleine Kinder«, sagte sie und verschwand auf dem Gang, um eine Packung Zigaretten zu rauchen, bevor ich ihr sagen konnte, daß sich die Zeiten seit damals wohl geändert hatten. Die drei Ungeheuer begannen sofort, mein Gepäck auseinanderzunehmen, daher blieb mir nichts anderes übrig, als meine Reiseproviantschokolade an sie zu verfüttern. Die beiden Großen verschmierten den größten Teil davon auf meine helle Jeans, und der Kleinste kotzte den Rest dann in meinen Schoß zurück.

Ja, ich hasse Zugfahren, und ich weiß, warum!

Ich mußte immer allein fahren. Mama verkehrte nur noch telefonisch und schriftlich mit Papa, wenn überhaupt, und Anna war seit der Scheidung sauer auf ihn, und seit seiner Wiederverheiratung erst recht. Sie hielt sich für ein Scheidungsopfer, ein armes verlassenes Kind aus einer zerrütteten Familie.

Daher schob sie all ihre Probleme auf Papa und die Tatsache, daß er uns verlassen hatte, als sie, Anna, ein äußerst sensibler, schutzbedürftiger Teenager gewesen war. Undank ist der Welten Lohn, sagte Papa immer, und was Anna anging, hatte er völlig recht.

Jede Klausur, die Anna versiebte, war Papas Schuld. Daß Anna keinen Studienplatz in Berlin bekommen hatte, daß ihr an ihrem Abiball ein dickes Herpesbläschen an der Lippe gewachsen war – Papas Schuld. Auch ihre gescheiterten Beziehungen zu diesen Saftbeuteln namens Ronald und Falko schob sie ihm in die Schuhe. Und wenn Jörg-Thomas sie eines fernen Tages verließe, ganz klar, auch das wäre Papas Schuld. Wahrscheinlicher ist allerdings, daß Anna diesen Langeweiler Jörg-Thomas tatsächlich heiratet. Aber das macht nichts. Warten wir noch einmal zehn Jahre, und dann ist Papa einfach schuld, daß sie ihn geheiratet und sich zehn Jahre lang gelangweilt hat.

Im Grunde ist das ein einfaches, aber wirkungsvolles Prinzip. Ich wünschte, ich hätte auch so einen Sündenbock für alles, was bei mir im Leben schiefläuft. Aber da ich gerecht bin, kann ich es nur auf das System schieben, in welchem wir leben, auf unsere Gesellschaft. Was ist das zum Beispiel für eine Gesellschaft, die Jungen heranzieht, die Jungfrauen scheiße finden? Ich meine, was sollen wir armen Jungfrauen denn tun? Uns eine Dose Gänsefett auf den Nachttisch stellen und hoffen, daß sich einer erbarmt und seine Abscheu gegen Jungfrauen überwindet? Über diese und ähnliche Gesellschaftsprobleme dachte ich nach, während der Zug zu Papa rollte.

Ich hatte Glück, ich saß im Großraumwagen auf einem Einzelsitz am Fenster, und weder Omis noch kotzende Kinder belästigten mich dort. Mein Walkman schirmte mich akustisch gegen die beiden Frauen auf der anderen Seite des Ganges ab, und ich konnte in Ruhe meine Gedanken schweifen lassen. Manche von ihnen waren so gut, daß ich mir vornahm, sie unbedingt aufzuschreiben, wenn ich bei Papa ankam. Aber als es soweit war, hatte ich alle meine wunderbaren Gedanken wieder vergessen – eine Schande und ein großer Verlust für die Nachwelt.

Dafür hatte Papa eine Neuigkeit für mich, wie er mir gleich am Bahnsteig mitteilte.

»Was ist es denn?« fragte ich.

Aber Papa wollte noch nicht damit rausrücken. Dörte, so hieß seine neue Frau (ich bin sicher, ihre Eltern haben sie von Geburt an gehaßt, sonst hätten sie ihr einen anderen Namen gegeben), hatte Apfelkuchen gebacken, extra für mich, und backen konnte Dörte wirklich gut. Als ich beim dritten Stück angelangt war, holte Papa dann den Hammer aus der Tasche.

»Lisa, du bekommst ein Geschwisterchen.«

Ich brauchte eine ganze Weile, bis ich verstand, was sie mir damit sagen wollten. Wenn die beiden ein Kind bekamen – und das in ihrem Alter –, dann sicher ausschließlich für sich selbst Aber das war ein typisches Beispiel für das Verhalten Erwachsener, nämlich mir *ihren* Balg als *mein* Geschwisterchen unterzujubeln.

»Halbgeschwisterchen, wenn überhaupt«, sagte ich lahm. »Wie konnte denn das passieren?« Anna würde sicher gleich noch ein paar Neurosen mehr bekommen, wenn sie das erfuhr.

»Wir haben's uns gewünscht«, meinte Dörte. »Dein Papa und ich.«

»Na ja, Platz genug habt ihr ja«, sagte ich. Und weil die Gelegenheit gerade so günstig war, fragte ich: »Wie habt ihr es denn gemacht?«

Dörte und Papa tauschten einen irritierten Blick. »Was?«

»Na, das Baby!«

»Auf die übliche Art und Weise, denke ich mal«, sagte Papa. Das war eine typische Erwachsenenantwort. Papa hätte für die *Mädchen* arbeiten können.

»Und die wäre?«

Dörte und Papa tauschten erneut Blicke. Dann kam noch so ein typischer Erwachsenensatz: »Na hör mal, so was lernt ihr doch heutzutage schon in der Grundschule.«

»Also, falls ihr die Sache mit den Schwellkörpern und den rhythmischen Bewegungen meint, da kann sich doch sowieso kein Mensch was drunter vorstellen«, sagte ich ziemlich brutal. »Aber die wichtigen Dinge, die mit den Kissen und dem Gänsefett, die werden uns systematisch vorenthalten!«

Noch ein paar Blicke, diesmal deutlich irritierter.

»Lisa, hast du ein Problem damit?«

»Ich glaube, so könnte man sagen. Ich tue ja mein

Bestes, um mich aufzuklären, aber bis jetzt stehe ich vor einem großen Mysterium.«

»Gibt es denn einen aktuellen Anlaß?« erkundigte sich Papa. Als ich nickte, stand er sichtlich erregt vom Tisch auf. »Und was tut deine Mutter dagegen?«

»Sie sagt, ich soll Kondome benutzen.«

»Himmel Herrgott noch mal, du bist doch noch ein Kind!«

»Sollen Kinder keine Kondome benutzen?«

»Lisa!« Papa ließ sich wieder auf den Stuhl fallen und räusperte sich ausgiebig. Dann faßte er das Problem kurz zusammen: »Du bist also verliebt und möchtest mit dem jungen Mann – ähm – schlafen!«

»Nicht unbedingt«, korrigierte ich ihn. »Ich bin verliebt und möchte mit dem – ähm – jungen Mann zusammensein. Aber vorher muß ich mit einem anderen schlafen.«

Papa und Dörte sahen sich wieder an. Man konnte förmlich sehen, daß ihre Gehirnzellen auf Hochtouren arbeiteten.

»Das ertrag' ich einfach nicht«, sagte Papa. »Wieso können Kinder nicht einfach immer drei Jahre alt bleiben?«

»Vielleicht läßt du uns mal allein, so unter uns Frauen läßt sich das besser regeln«, schlug Dörte vor. Da erhob Papa sich ohne ein weiteres Wort und ließ mich mit Dörte zurück. Ich blickte gespannt zu ihr hinüber. Ob sie etwas zur Aufklärung der die Gänsefett-Affäre beitragen konnte?

»Noch etwas Apfelkuchen?«

»Ja, gerne.« Dann hatte ich vier Stück, das war eine runde Zahl.

»Hast du mal versucht, mit deiner Mutter darüber zu sprechen?«

»Ja, aber sie konnte mir auch nicht weiterhelfen.«

»Hör mal, Lisa, das erste Mal solltest du wirklich nicht übereilen.«

»Ich hab' noch Zeit bis Dienstag«, sagte ich. »Der Junge, in den ich verliebt bin, möchte nichts mit einer Jungfrau anfangen. Deshalb muß ich vor Dienstag Sex mit jemandem haben, sonst will er mich nicht, verstehst du?«

»Und an wen hattest du da gedacht?«

»Och, an alle möglichen. Kommt drauf an, wer Zeit hat.« Das mit Herrn Mann sagte ich lieber nicht, sonst sagte sie es an Papa weiter, und der flippte völlig aus.

»Tja, und wenn das jetzt nicht klappt bis Dienstag, was machst du dann?«

»Von der Autobahnbrücke springen«, sagte ich. »Keine Ahnung. Aber es ist echt wichtig! Konstantin darf nicht merken, daß ich so 'ne jungfräuliche Ische bin, sonst ist es aus.«

»Und wie soll er das merken?« Dörte beugte sich ein wenig vor. »Hör mal, Lisa, es steht dir doch nicht im Gesicht geschrieben, daß du noch nie Sex hattest! Niemand kann wissen, daß du noch Jungfrau bist, niemand.«

Nicht? Das waren allerdings ganz neue Perspektiven. Aber ich traute dem Braten noch nicht. »Und wenn er mir Fangfragen stellt? So zur Überprüfung?«

Jetzt lächelte Dörte. »Glaub mir, kein Mann wird jemals durch Fragen herausfinden, daß du noch Jungfrau bist. Ganz bestimmt nicht. Die merken ja nicht mal, wenn du ihnen einen Orgasmus vorspielst.«

»Also, du meinst, ich soll einfach so tun, als hätte ich schon mal …?«

Dörte nickte. »Das ist viel besser, als die Sache zu überstürzen.«

»Und wenn er mich küßt?« Das war ja immerhin möglich. So zwischen zwei Gleichungen mit drei Unbekannten. Wenn ihn die Leidenschaft überwältigte.

»Das Küssen kannst du ja vorher mit einem anderen üben«, schlug Dörte vor. »Und ansonsten, laß dir nichts anmerken!«

Das war endlich mal ein brauchbarer Rat.

»Danke«, sagte ich zu Dörte. »Das gibt mir den nötigen Aufschub. Papa, du kannst wieder reinkommen, es ist vorbei!«

Es wurde dann noch ein echt nettes Wochenende, ganz, wie Papa es geplant hatte, nur daß wir anstatt in »101 Dalmatiner« in »Romeo und Julia« gingen. Leonardo di Caprio war Konstantin wie aus dem Gesicht geschnitten. Na ja, in jedem Fall sah er ihm ein bißchen ähnlich. Im Zug nach Hause dichtete ich dann noch eine gute Strophe für meinen Rap:

Ich will es heute wissen
und mich nicht mehr verpissen.
Ich find es voll den Scheiß,
daß ich nichts von dir weiß.

Das waren echt geniale Zeilen, zumal in jedem guten Rap Worte wie *Scheiße* und *verpissen* vorkommen müssen. Allerdings war ich mir nicht ganz sicher, ob man »den Scheiß« sagen konnte, weil eigentlich heißt es ja *die* Scheiße. Aber vermutlich war das wegen der Rechtschreibreform sowieso scheißegal.

Da Jens auch in der nächsten Woche noch nicht vom Mumps genesen war, war ich gezwungen, als Nochjungfrau zu meiner zweiten Nachhilfestunde anzutreten, ohne vorher auch nur das Küssen üben zu können. Aber ich war fest entschlossen, mir vor Konstantin nichts von meinem Status anmerken zu lassen, ganz wie Dörte mir geraten hatte. Montag und Dienstag bereitete ich mich mental bestmöglich auf unser Zusammentreffen vor.

Während der Schulstunden war ich etwas abgelenkt, wie üblich durch Simons Drückeraktivitäten und seinen Schweißgeruch, aber auch durch Jennifers zunehmende Dominanz in unserer Klasse. Sie war noch keine volle Woche an unserer Schule, als sie sich meine Sympathien endgültig verscherzte. Und das kam so:

Montag während Mathe informierte Meinrad Sost das Gürteltier über die betrübliche Tatsache, daß wir in diesem Halbjahr noch keinen Klassensprecher gewählt hatten. Das Gürteltier zog erstaunt die Augenbrauen hoch und erinnerte ihn daran, daß sich bei der letzten Wahl kein Kandidat gefunden hätte.

»Wir sollten aber einen Klassensprecher haben«, meldete sich Jennifer zu Wort. »Einen, der unsere Interessen in der Schülermitvertretung wahrnimmt.«

Schülermitvertretung! So ein Streberverein und unsere Interessen wahrnehmen – daß ich nicht lachte! Die organisierten höchstens mal einen Schulgottesdienst in der Aula, wo alle ihre Blockflöten mitbringen durften.

Aber die anderen sahen eine realistische Chance, dem Matheunterricht zu entgehen, klopften mit den Fäusten auf ihre Tische und schrien nach Klassensprecherwahlen. Dem Gürteltier blieb nichts anderes übrig, als zuzustimmen.

»Nun, wer stellt sich als Kandidat zur Verfügung?« fragte sie.

»Jennifer!« brüllte Meinrad, und die Klasse stimmte einen rhythmischen Singsang an: »Jennifer! Jennifer!«

Das Gürteltier schrieb ihren Namen an die Tafel. »Sonst noch jemand, der diese Aufgabe gerne übernehmen würde? Hat jemand einen Vorschlag?«

Niemand rührte sich. Das durfte doch wohl nicht wahr sein! Unmöglich konnte Jennifer einstimmig gewählt werden, konkurrenzlos, in einzigartigem Triumph. Sie würde an Größenwahn zugrunde gehen.

Ich hob meine Hand. »Also, ich fände, Melanie würde sich gut für dieses Amt eignen.« Das Nebelding hatte immer ein paar Fans in der Klasse gehabt, die sie schon mal hatten befummeln dürfen. Ich hoffte, daß sie ihr nun ihre Dankbarkeit erweisen und Jennifer mit meiner Unterstützung möglicherweise auf Platz zwei verdrängen würden.

»Willst du, Melanie?« fragte das Gürteltier.

»Melanie, Melanie!« rief ich und trommelte anfeuernd mit den Fäusten auf meinem Tisch herum. Simons Mitesserspiegel unter dem Pult gerieten in Bewegung und machten einen Heidenlärm. Der Rest der Klasse johlte auch, aber nur, weil sich die Wahlprozedur mit Melanies Kandidatur eindeutig verlängern ließ.

Das Nebelding fühlten sich so geschmeichelt, daß sie

es zuließ, daß ihr Name neben Jennifers an die Tafel geschrieben wurde.

Dann sollte jeder von uns den Namen seiner Wunschkandidatin auf einen Zettel schreiben, zusammenfalten und dem Gürteltier nach vorne reichen.

Meinrad schlug vor, daß zunächst jede Kandidatin eine Rede halten müsse, von wegen Wahlprogramm und so, und damit erwischte er das Nebelding natürlich voll auf dem falschen Fuß.

»Also, ähm, wenn ich Klassensprecherin werde, dann ähm, also, da hab' ich mir so jetzt noch gar keine Gedanken gemacht. Eigentlich.«

Im Gegensatz zu Jennifer. *Die* hatte sich Gedanken gemacht, und in mir keimte der Verdacht auf, daß sie sogar still und heimlich dafür gesorgt hatte, daß Meinrad diese Wahlen überhaupt vorschlug.

»Ich werde mich dafür einsetzen, daß ein Teil des Schulhofes für Inline-Skates zugelassen und die Pflicht zum Tragen der Schultrikots im Sportunterricht aufgehoben wird und daß die Preise für die Vanillejoghurts am Schulkiosk gesenkt werden«, schnurrte sie flüssig herunter, und die Klasse grölte begeistert.

Damit war die Wahl im Grunde schon entschieden, aber Meinrad schlug vor, man solle zuvor noch diejenigen Personen wählen, die die Stimmen auszählen sollten, und zwar in geheimer schriftlicher Wahl. Gute Idee! Auf diese Weise hätte sich die Prozedur noch um ein paar Schulstunden verschieben lassen. Aber das Gürteltier wies diesen Vorschlag völlig undemokratisch zurück.

»Keine Zeit herausschinden!« sagte sie und: »Was wir

in dieser Stunde nicht mehr schaffen, brumme ich euch als Hausaufgabe auf.«

Ich versuchte zu retten, was zu retten war, und wenigstens zwei Zettel abzugeben, alle beide mit Melanies Namen, aber das Gürteltier bemerkte den zweiten Zettel und warf ihn ungelesen in den Papierkorb. Es hätte ohnehin nichts geholfen. Jennifer trug einen triumphalen Wahlsieg davon, das Nebelding versagte kläglich. Es bekam nur zwei von dreißig Stimmen, und da es klug genug gewesen war, sich selber zu wählen, und die zweite Stimme von mir stammte, war klar, daß das Nebelding trotz Fummeln unterm T-Shirt keinen einzigen Fan mehr in der Klasse hatte. Undank ist der Welten Lohn, genau wie Papa immer sagte. Armes Nebelding.

Jennifer hingegen war Siegerin auf der ganzen Linie.

»Weißt du, es ist unheimlich wichtig für unsere Band, daß ich jetzt in der Schulpolitik mitmische«, sagte sie in der zweiten Pause zu mir. Ich wunderte mich, daß sie überhaupt noch mit mir sprach, wo ich sie doch eindeutig nicht gewählt hatte. Aber sie war wohl etwas sadistisch veranlagt.

»Die Schülermitvertretung tagt schon morgen zum Thema 25-Jahr-Feier, und dann mache ich gleich mal etwas Werbung für *die Fünf Falschen Fünfziger*.«

»Woher weißt du denn das alles?«

»Schwarzes Brett. Ich informiere mich eben. Für die 25-Jahr-Feier will ich uns einen Auftritt verschaffen. Du weißt ja, Vitamin B ist alles.«

Ich verstand nur Bahnhof. »Vitamin B?«

»B wie Beziehungen«, erklärte mir Jennifer. »Ohne das

läuft heute gar nichts. Übrigens, rate mal, wer auch in der SMV ist?«

SMV hieß natürlich Schülermitvertretung, wie ich messerscharf schloß. »Wer denn?«

»Kon-stan-tin Drü-cker«, skandierte Jennifer.

Ich war baff. Informieren konnte sie sich, das mußte man ihr lassen. Sie hatte nicht nur herausgefunden, wer Konstantin war, sondern auch noch, was er war, nämlich Stufensprecher und damit in der SMV.

Jetzt musterte sie mich lauernd.

»Wer ist Konstantin Drücker?« fragte ich, da ich mich daran erinnerte, behauptet zu haben, ihn nicht zu kennen.

Jennifer lächelte. »Dein Nachhilfelehrer.«

Informieren konnte sie sich wirklich, da biß die Maus keinen Faden ab. »Stand das auch am Schwarzen Brett?«

»Nö, das hat Simon mir erzählt«, erwiderte Jennifer lächelnd.

Mit dem hatte sie sicher im Rahmen ihrer Wahlkampagne gesprochen. Also gut, diese Runde hatte ich eindeutig verloren. Aber die nächste ging dafür wieder an mich.

»Tja, wenn du und Simon so gute Freunde seid, dann macht es dir sicher nichts aus, wenn ich meinen alten Platz wiederhaben will«, sagte ich. »Und zwar sofort!«

Jennifer mußte sich fügen, ich hatte einfach ältere Rechte. In den letzten beiden Schulstunden hatte ich dann das sadistische Vergnügen, von meinem sicheren Platz in der letzten Reihe aus ihre verkrampfte Körperhaltung zu beobachten. Strafe mußte sein! Der Alke stützte sich mit seinen Händen auf ihr Pult und hob zu einem längeren

Monolog über seine geliebte Ottilie aus den Wahlverwandtschaften an, und dabei konnte man seinen stinkenden Atem förmlich um Jennifers Kopf wabern sehen.

Am Dienstagnachmittag kam ich vor Aufregung beinahe um. Es hatte geschneit, und die Straßen waren glatt, aber Mama fuhr mich trotzdem zur Schule, sie hatte immer noch Gürteltiers warnende Worte von meinem bevorstehenden Absturz im Gedächtnis. In ihrem altem Ford war wieder mal die Heizung kaputt, und Mama bibberte während der ganzen Fahrt auf das erbarmungswürdigste. Mir hingegen machte die Kälte nichts aus, obwohl ich nur ein T-Shirt unterm Mantel trug. Ein enges, ein hautenges T-Shirt, ein bißchen zu frisch für diese Jahreszeit, aber genau die passende Bekleidung für eine Nichtjungfrau.

»Ha-ha-hast d-d-d-du d-d-dich d-d-d-denn g-g-gut vorbereitet?« bibberte Mama.

»Ja«, sagte ich aus vollem Herzen. Ich hatte »Nacht über Schloß Gilmore« zu Ende gelesen und mir noch einmal die entscheidenden Passagen aus *Mädchen* und *Bravo Girl* angeschaut. Außerdem hatte ich einen guten Schuß von Annas Parfüm hinter die Ohren und auf die Handgelenke gesprüht, *Obsession,* wenn das kein passender Name war. Mit anderen Worten, ich war bestmöglich auf meine Nachhilfestunde vorbereitet.

»Dann ist es ja gut«, bibberte Mama. »Ich will das Geld nämlich nicht zum Fenster rausschmeißen. Sag mal, ist dir eigentlich gar nicht kalt?«

Ich schüttelte den Kopf und murmelte: »Nein, meine Hormone heizen mir gerade so richtig ein.«

Glücklicherweise schien Mama mich nicht deutlich verstanden zu haben. Jedenfalls gab sie außer Zähneklappern keinen Mucks mehr von sich, bis wir vor der Schule hielten.

Konstantin wartete schon vor dem Klassenraum. Er sah genauso toll aus, wie ich ihn in Erinnerung hatte, vielleicht sogar noch ein bißchen toller.

»Hallo«, sagte ich überwältigt.

Konstantin knurrte nur etwas Unverständliches, ja, er würdigte mich nicht mal eines Blickes. Dafür fielen ihm dann fast die Augen aus dem Kopf, als ich drinnen meinen Mantel auszog.

»Bist du nicht ganz dicht? Es sind drei Grad unter Null, und du läufst mit kurzen Ärmeln rum!« Er tippte sich an die Stirn.

Ich lächelte gerührt. Ich hatte nämlich ganz genau bemerkt, wie er meine jungfräulichen Brüste angeglotzt hatte, die man in dem T-Shirt zugegebenermaßen auch ganz deutlich sehen konnte. Etwas peinlich, aber es mußte schließlich sein. Ich ließ mich lässig auf einem der Stühle nieder, und zwar rittlings, das Gesicht zur Lehne. Das sah cool aus, ich hatte es zu Hause vor dem Spiegel geübt.

Konstantin schlug mein Mathebuch auf. »Gleichungen mit drei Unbekannten, das ist im Grunde das gleiche wie mit zwei Unbekannten. Deshalb machen wir heute erst noch mal ein paar einfache Übungen zum Auffrischen. Nimm dir mal einen Stift und schreibe: a Klammer auf ...«

Ich lauschte verzückt dem Klang seiner Stimme. Den ganzen Tag hätte ich ihm so zuhören können.

»Halloooo!« Konstantin sah mich durchdringend an. »Wie wär's, wenn du dir mal einen Stift nimmst? Oder weißt du auch nicht mehr, wie man Gleichungen mit zwei Unbekannten löst?«

Es war ihm deutlich anzumerken, daß er dafür kein Verständnis gehabt hätte. Also sagte ich ganz beiläufig, während ich nach meinem Stift kramte: »Oh, das ist schon so lange her. Ich glaube, als wir das hatten, war ich sogar noch Jungfrau!«

Konstantin hörte nicht auf, mich anzustarren. Ich hielt das für ein gutes Zeichen und fuhr ganz lässig fort: »Das waren noch Zeiten. Kann man sich heute gar nicht mehr vorstellen: Ich und Jungfrau. Grauenhaft.«

Konstantin sagte immer noch nichts. Sein Mund stand ein bißchen offen, und ich konnte ganz deutlich seine weißen, ein wenig nach innen gekippten Zähne bewundern. Er war offensichtlich überrascht. Sicher hatte er nicht damit gerechnet, in mir eine erfahrene Frau vor sich zu haben, und jetzt war er vor Glück ganz einfach überwältigt.

»Ich finde Jungfrauen gräßlich«, sagte ich. Man muß das Eisen schmieden, solange es heiß ist. »Sie sind so verklemmt, furchtbare Krampfhennen, immer mit ihren Kissen unterm Hintern und dem Gänsefett und all diesem Kram. Gräßlich.«

Da Konstantin immer noch schwieg, zückte ich meinen Stift und lächelte ihn an. »Wie war das – a Klammer auf und wie weiter?«

Konstantin räusperte sich ausgiebig. »X Quadrat mal zwei a, Klammer zu.«

»X Quadrat mal zwei a«, murmelte ich und setzte so

ganz nebenbei hinzu: »Als ich noch Jungfrau war, dachte ich noch, Oralsex sei pervers. Das muß man sich mal vorstellen! Wo man doch auch kurz vorher aufhören kann, Klammer zu. Ich meine, natürlich nur, wenn man das Sperma nicht schlucken möchte.«

Konstantin hatte die Augen ganz weit aufgerissen. Sein Mund stand jetzt so weit offen, daß ich die Plomben in seinen hinteren Backenzähnen zählen konnte. Er hatte aber nicht sehr viele.

In diesem Augenblick sah er nicht mehr ganz so toll aus, eher ein bißchen wie vor die Wand gelaufen. Vielleicht war die Sache mit dem Oralsex und dem Sperma ein bißchen zu dick aufgetragen gewesen. Ich wollte eigentlich noch sagen, daß das mit dem Sperma und dem Oralsex ja auch von Mann zu Mann verschieden sei, dann hätte er nämlich gleich gehört, daß ich wirklich über einschlägige Erfahrungen mit mehreren Männern verfügte und nicht erst seit gestern über diese Dinge Bescheid wußte. Aber ich hatte das Gefühl, das bisher Gesagte reichte aus. Wenn er mich jetzt noch für eine Jungfrau hielt, dann war mir eben nicht zu helfen.

Für den Rest der Stunde beschloß ich dann, mich ganz auf die Matheaufgaben zu konzentrieren und nur den Duft von *Obsession* und das enge T-Shirt wirken zu lassen. Ich hatte erkannt, daß die Liebe bei Konstantin eindeutig über die Mathematik ging, daher löste ich klaglos sieben Gleichungen mit lauter Unbekannten, ohne zu verstehen, was ich da eigentlich tat. Im Grunde genommen war es Konstantin, der die Gleichungen löste, aber es war schön, so neben ihm zu sitzen, seiner Stimme zu lauschen und sein ungeduldiges Mienenspiel zu beobachten, wenn ich nicht kapierte, was ich mit den X und Ypsilons anfangen sollte.

Schließlich sah er auf die Uhr, seufzte tief und sagte: »Das war's dann für heute. Bis zum nächsten Mal machst du dieses Übungsblatt fertig.«

Ich reichte ihm die sechzehn Mark hinüber, und da seufzte er noch einmal tief. Sicher wollte er ein letztes Mal meinen *Obsession*-Duft inhallieren. Er roch aber auch nicht übel. Also nicht nach etwas Bestimmtem, eigentlich mehr nach nichts. Aber gut.

»Bis zum nächsten Mal«, sagte ich zufrieden, fuhr nach Hause und schrieb noch ein paar Zeilen für meinen Rap. Hypergeniale Zeilen, für die ich leichten Herzens »Ich werde mit dir eins sein und niemals mehr allein sein« strich. Weil nämlich erstens sein und sein kein richtiger Reim ist und zweitens die neue Strophe viel besser war, nämlich:

Ich will dich immer riechen
und mich in dich verkriechen.
Ich werde mich nicht schämen,
mit Gänsefett zu kremen.
Ich werde dich von Osten
nach Süd Nord West verkosten.

Wahnsinn! Die Sache nahm jetzt wirklich hitverdächtige Dimensionen an.

6.

Das schrecklichste an der Schule ist Chemie bei der Klemper. Die Klemper hätte niemals Lehrerin werden sollen. Erstens spuckt sie beim Sprechen – wenn man nicht weiter als einen Meter von ihr entfernt steht, ist man von Kopf bis Fuß zugesabbert –, und zweitens haßt sie Mädchen, insbesondere Blondinen und hier insbesondere mich. Ich hatte in einem Monat bereits drei Eintragungen ins Klassenbuch von ihr erhalten, von wegen Stören und so. Dabei hatte ich nur ganz leise meine Französischhausaufgaben von Leni abgeschrieben, beziehungsweise die anderen beiden Male – ebenfalls ganz leise – Schiffeversenken gespielt.

Es hatte keinen Sinn, mit der Klemper zu diskutieren. Sie war unnachgiebig wie ein tiefgefrorenes Fischstäbchen.

»Noch ein Eintrag«, sagte sie das letzte Mal und spuckte mir meinen guten blauen Pullover voll, »und es gibt eine schriftliche Verwarnung nach Hause.« Na toll, meine Mama wird bestimmt nicht glauben, daß ich bloß ganz brav Schiffeversenken gespielt habe.

Mit den drei Eintragungen von der Klemper und einer von Alke wegen dreimal »vergessener« Hausaufgaben liege ich in der Statistik noch vor Meinrad Sost, und der war bisher immer der unangefochtene Klasseneintragskönig. Aber die Klemper war echt ungerecht, und sie konnte Mädchen, wie gesagt, nicht leiden. Die Jungs hingegen behandelte sie richtig nachsichtig, ausgenommen Simon Drücker, den schien sie fast noch weniger leiden zu können als mich, was ich auf seine Pickel und Klempers falschverstandenen Sinn für Ästhetik schob. Falschverstanden insofern, als sie zwar Simons Pickel für häßlich, aber ihren dunkellila Nagellack für schön hielt. Simon ließ sich nichts zuschulden kommen, weswegen sie ihn nur mit schlechten Noten und ab und zu einer gemeinen Bemerkung über alkoholhaltige Gesichtswässerchen strafen konnte. Meinrad Sost war ihr Liebling, der kriegte nicht mal einen Eintrag, als er einen Haufen Schneebälle mit in die Klasse gebracht und in Robert Beschränkt-Lakowskis Schultasche hatte schmelzen lassen.

Chemie ist aber nicht nur wegen der Klemper schrecklich, sondern auch, weil der sogenannte Chemiesaal in dem alten Pavillon liegt, einem dieser Schulcontainer in Leichtbauweise, die immer dann aus dem Boden gestampft werden, wenn die Schülerzahlen kurzfristig expandieren. Das war an unserer Schule zuletzt Ende der siebziger Jahre der Fall, und der Pavillon war seit damals noch nicht renoviert worden.

Er schimmelte fröhlich vor sich hin, und es gab immer noch die komischen Heizungskästen, die entweder eiskalt blieben oder so heiß wurden, daß man sich den Hintern verbrannte, wenn man sich draufsetzte. Jetzt, im Winter, hatten sie gerade wieder ihre kalte Phase, und man mußte die Anoraks anbehalten wenn man sich keine Erfrierungen holen wollte.

Um unsere Blutzirkulation anzuregen, hatten wir uns

angewöhnt, vor dem Unterricht das Füßetretenspiel zu spielen. Die Regeln hierzu sind sehr einfach, man muß einfach versuchen, dem Gegenüber auf die Füße zu treten. Ein lustiges und herzerwärmendes Spiel, solange man gewisse Rücksichten nimmt. Aber heute hatte ich Pech. Wie aus dem Nichts tauchte plötzlich Simon vor mir auf, täuschte links an und erwischte dann mit dem rechten Fuß meine linke Schnürstiefelette.

»Gewonnen!« keuchte er und blieb etwas unsicher mit seinen geschätzten neunzig Kilo auf meiner Stiefelette stehen, wie ein verhinderter Großwildjäger, der statt eines Nashorns eine Babyschildkröte erwischt hat und nicht weiß, ob er sich darüber freuen soll. Ungefähr so muß es sich anfühlen, wenn einem ein Schwertransporter über den Fuß rollt.

Ich reagierte rein instinktiv, wie jeder, dem ein Schwertransporter über den Fuß rollt. Ich schrie laut »Auuuu!« und schubste Simon mit aller mir zur Verfügung stehenden Kraft von mir. Da er das ganze Gewicht auf seinen rechten und damit meinen linken Fuß verlagert hatte, geriet er völlig aus dem Gleichgewicht, taumelte nach hinten und krachte volle Kanne gegen die Wand. Genauer gesagt, krachte er nicht nur gegen die Wand, sondern durch sie hindurch und somit in den Klassenraum nebenan.

Wir erstarrten samt und sonders zu Salzsäulen, besonders ich und Simon. Nebenan hatte nämlich bereits der Unterricht begonnen, und die staunten nicht schlecht, als Simon so plötzlich durch die Wand kam. Wenn man denn so was überhaupt eine Wand nennen kann. Es war ja nicht mehr als eine popelige Gipskartonplatte, von beiden Seiten mit Tapete beklebt, das konnten wir jetzt, wo das große Loch drin war, deutlich sehen.

Der Lehrer der anderen Klasse half Simon auf die Füße und klopfte ihm den Staub von den Klamotten. Er grinste ein bißchen dabei, und wir alle waren kurz davor, der Sache etwas Komisches abzugewinnen.

Leider kam in diesem Augenblick die Klemper zur Tür herein. Sie sah das Loch in der Wand und den Kollegen auf der anderen Seite, stemmte die Hände in die Hüften und zischte: »Wer war das?«

»Ich nicht«, beteuerte Meinrad, der alte Schleimscheißer, hastig.

Simon schob sich durch das Loch wieder in den Raum zurück. »Es war ein Unfall«, stotterte er.

»Ein Unfall, so so«, zischte die Klemper. »Wem wolltest du denn damit imponieren? Hältst du dich vielleicht für Rambo?«

Zwischen seinen Pickeln lief Simon rot an.

»Ich wollte doch nur mitspielen«, murmelte er.

»Schönes Spiel«, rief die Klemper. »Mutwillige Zerstörung von Schuleigentum, wollen wir doch mal sehen, was deine Eltern davon halten. Auf eure Plätze!«

Wir schlürften zu unseren Stühlen, während die Klasse nebenan sensationsgeil durch das Loch in der Wand grinste und weiter den Atem anhielt.

Die Klemper krallte ihre lilalackierten Fingernägel in Simons Ärmel. »Mit dir bin ich noch nicht fertig, Freund Rambo! Ich hoffe, deine Eltern haben ein bißchen Geld auf die hohe Kante gelegt, denn dein Spiel wird sie teuer zu stehen kommen.«

Simon ließ unglücklich den Kopf hängen. »Ich wollte

das doch gar nicht«, murmelte er, und da krampfte sich alles in mir vor Mitleid zusammen. Es war immer das gleiche, immer dann, wenn ich besser den Mund halten sollte, wurde ich zum Kämpfer für Ehre und Gerechtigkeit.

»Also, eigentlich kann Simon nichts dafür«, sagte ich. »Weil ich ihn nämlich geschubst habe!«

Das war natürlich ein gefundenes Fressen für die Klemper. »Du warst das?« Kurzfristig huschte ein sadistisches Lächeln über ihr Gesicht. »Na ja, auch gut, Fräulein Ramboline. Dann kannst du dem Direktor nicht nur erklären, warum du unsere Schule beschädigst und andere Schüler verprügelst, sondern auch, was er deinen Eltern schreiben soll wegen der vielen Disziplinarverweise.« Mit einer zackigen Bewegung schlug sie das Klassenbuch auf. »Oh, das wäre somit Nummer vier.« Sie schraubte ihren Füller auf und begann zu schreiben: »Jakobi prügelt sich im Unterricht und zerstört mutwillig die Wand im Chemiesaal.«

Ich stand auf. »Also, wenn schon, dann habe ich mich vor dem Unterricht geprügelt.«

»Außerdem ist Simon ihr vorher auf den Fuß getreten«, ergänzte Jens, der zu meiner großen Freude wieder gesund war und kein bißchen wie ein Hamster aussah. »Sie hat ihn aus reinem Reflex geschubst.«

Die Klemper tat, als habe sie nichts gehört.

»Des weiteren legt sie ein impertinentes Widerspruchsverhalten an den Tag«, sagte und schrieb sie gleichzeitig.

»Also, das ist wirklich unfair«, meldete sich Jens wieder, aber ich gab ihm ein Zeichen, er solle besser schweigen. Widerspruch war zwecklos, mit jedem Wort zu meiner Verteidigung hätte ich einen weiteren Eintrag erhalten. Und das wollte ich meiner armen alleinerziehenden Mama doch ersparen. Ganz artig nahm ich das Klassenbuch entgegen und ging damit zur Tür.

»Er soll seine Unterschrift drunter setzen, damit ich sehe, daß du wirklich da warst«, rief mir die Klemper hinterher. »Und dann soll er den Hausmeister schicken, um diese Katastrophe zu besichtigen!«

Sie dachte wohl, ich würde mich vor lauter Angst verpissen, aber da kannte sie mich schlecht. Ich ließ mir doch die Gelegenheit nicht entgehen, dem Direktor meine Version der Geschichte vorzutragen. In seinem Vorzimmer mußte ich ein paar Minuten warten und schüttete daher zuerst der Sekretärin, Frau Dingenskirchen, mein Herz aus. Offensichtlich fand ich die richtigen Worte, denn die Dingenskirchen war voller Mitleid, und weil sie mich so nett bedauerte, fiel es mir gar nicht schwer, in Tränen auszubrechen.

Der Direktor war dann nur noch bemüht, meinen Tränenfluß zu stoppen, aber wenn ich einmal zu heulen anfange, kann ich sehr schwer wieder aufhören. Unter Schluchzen gelang es mir geschickt, die alte Klemperkuh in ein sehr ungünstiges Licht zu rücken, und ich hatte es fast geschafft, den Direktor von einer Benachrichtigung an meine Mutter abzubringen, als er das Klassenbuch aufschlug und meine Verweise durchlas. Jetzt überkamen ihn natürlich Zweifel, ob ich wirklich so unschuldig war, wie ich aussah. Ich aktivierte noch einmal alle meine Tränenkanäle und ließ meine letzten Wasserreserven fließen. Mit Erfolg, zumindest teilweise. Der Direktor versprach mir, nichts zu unternehmen, bevor er die Sache nicht gründlich mit der Klemper und den anderen Kollegen abgestimmt habe.

»Gut«, schluchzte ich abschließend. »Denn meine Mutter ist nicht nur völlig verarmt, sondern auch ziemlich krank. Ich weiß nicht, wie sie so eine Nachricht verkraften würde.«

»Ach, du lieber Gott«, sagte die Dingenskirchen voll mitleidig. »Was hat sie denn?«

Ja, was hatte sie denn? Es mußte schon etwas sehr Schlimmes sein, etwas furchtbar Mitleiderregendes. Und etwas, was keiner kannte, sich aber unheimlich medizinisch anhörte. Jörg-Thomas, Annas Beinahe-Arzt-Freund, warf ständig mit solchen Wörtern um sich. Aber wie es der Teufel wollte, auf die schnelle und vor lauter Panik fiel mit natürlich nichts ein.

»Hä – hä – morrhoiden – ähm Hämatome«, stotterte ich.

»Ah«, sagte der Direktor und verzog so schmerzlich das Gesicht, als seien das keine Fremdwörter für ihn. »Ich schlage vor, du gehst jetzt erst mal zurück in den Unterricht und versuchst zur Abwechslung mal nichts anzustellen.«

»In Ordnung«, sagte ich und lächelte ihn unter Tränen an.

Bevor ich zurück in den Pavillon lief, setzte ich im Mädchenklo mein Gesicht unter Wasser, bis man mir nicht mehr ansehen konnte, daß ich geheult hatte. Ärgerlicherweise hatten wir Chemie in einer Doppelstunde, so daß ich noch mehr als die Hälfte vor mir hatte, als ich wieder in die Klasse trat. Die Klemper setzte ein so widerwärtiges Lächeln auf, daß ich ihr am liebsten das Klassenbuch auf den dauergewellten Plattschädel gehauen hätte. Aber ich tat, was der Direktor mir geraten hatte, gab das Klassenbuch mit seiner Unterschrift zurück und setzte mich stumm auf meinen Platz.

»Da hat unsere Ramboline wohl einen ordentlichen Dämpfer verpaßt bekommen«, versuchte mich die Klemper zu provozieren. Für heute hatte sie wohl noch nicht genug Kinder gequält. Als ich stumm blieb, wandte sie sich beinahe übergangslos an Kati.

»Was sind das eigentlich für neumodische Sitten, im Unterricht Mützen zu tragen?« keifte sie und meinte meine Federkappe, die immer noch Katis Wildpflaumenhaar verbarg. »Sofort runter damit!«

Nun muß man wissen, daß Kati keineswegs der geborene Rebell ist, im Gegenteil, sie ist ein ausgemachter Schißhase. Aber in diesem Fall wäre sie lieber gestorben, als die Kappe abzusetzen. Also flüsterte sie flehentlich: »Ich muß die Kappe tragen, aus gesundheitlichen Gründen. Bitte!«

Die Klemper rollte bedrohlich mit ihren Kuhaugen. »Du willst mir weismachen, daß du diesen Mottenfiffi aus gesundheitlichen Gründen trägst?«

Kati war den Tränen nah. Prompt meldete sich wieder der Kämpfer für Ehre und Gerechtigkeit in mir, aber diesmal ignorierte ich ihn. Für heute hatte ich genug Probleme am Hals, diese Sache mußte Kati allein lösen.

»Runter mit dem ollen Ding, ich zähle bis zehn! Eins, zwei ...!«

Kati rührte sich natürlich nicht. Sie schüttelte stumm den Kopf, ihre verzweifelte Miene hätte jedes schockgefrostete Fischstäbchen der Welt aufgetaut, aber die Klemper war kälter als Eis.

»Acht, neun, zehn«, zählte sie und rupfte die Kappe mit einer heftigen Bewegung von Katis lila Schädel. Wäre sie angetackert gewesen, hätte sie die Ärmste mit einem Ruck skalpiert.

Wie bestellt schien ein Strahl der fahlen Wintersonne auf das Haar und ließ es in seiner ganzen wildpflaumigen Herrlichkeit aufleuchten. Kati sank schameslila auf ihr Pult nieder.

Die Klemper war noch nicht fertig mit ihr. Sie stolzierte mit meiner Kappe nach vorne zum Lehrerpult. Dort hielt sie Katis passiven Widerstand als »impertinentes Störverhalten und das Tragen von Karnevalshüten während des Unterrichts« im Klassenbuch fest.

Trotz des Sonnenstrahls wäre vermutlich niemandem Katis Haar als ungewöhnlich aufgefallen. Kati ist eine unscheinbare Persönlichkeit, bei einer Klassenumfrage hätten höchstens vier Prozent ihre echte Haarfarbe gekannt. Das Lila schien keinem irgendwie komisch vorzukommen. Ich muß sagen, daß ich es auch gar nicht mehr so schlimm fand. Viel schlimmer war die Frisur als solche, die Haare völlig platt an die Kopfhaut gematscht, Kati mußte meine Kappe auch nachts getragen haben. Aber wie gesagt, kaum jemand schenkte ihr besondere Beachtung. Bis ausgerechnet Jennifer, die blöde Ziege, laut aufquiekte, auf Katis Kopf zeigte und ausrief: »Ach du meine Güte, die Haare sind ja ganz lila!«

Jetzt war es endgültig vorbei mit Katis Selbstbeherrschung. Sie plärrte los wie ein Kleinkind. Ein neuerlicher Tumult brach in der Klasse aus.

»Tatsächlich, die Haare sind ja ganz lila!«

»Welche Haare? Ich dachte, das ist eine Bademütze!«

»Frau Klemper, können Sie uns nicht sagen, wie man das chemikalisch erklären kann?«

Bis zum Ende der Stunde gelang es der Klemper nicht mehr, uns unter Kontrolle zu kriegen. Sie verteilte kräftig Klassenbucheinträge nach links und rechts und spuckte, was das Zeug hielt. Auch Jennifer bekam einen Eintrag, wegen »Anstiftung zum Aufruhr«.

Aber nicht nur die Klemper war sauer auf sie, auch mit Kati hatte sie es sich endgültig verscherzt. Als sie endlich aufhörte zu heulen, warf sie Jennifer einen tödlichen Blick zu.

»Mit dir bin ich fertig«, sagte sie.

Ich konnte nicht umhin, mich über diese unvorhergesehene Entwicklung zu freuen. Es wurde nämlich Zeit, daß mit diesem Jennifer-Kult aufgeräumt wurde. Um Kati daran zu erinnern, wer ihre einzig wahre Freundin war, ging ich in der großen Pause mit ihr zum Lehrerzimmer, um meine Kappe abzuholen, die die Klemper konfisziert hatte.

Sie saß allein in einer Ecke vor der Kappe und einer großen Tasse Kaffee und starrte vor sich hin. Sicher dachte sie über ihre verfehlte Berufswahl nach. Leise, um sie nicht zu stören, nahm ich mein Eigentum an mich und schlich hinaus.

»Wenn ich dich nicht hätte«, seufzte Kati. Und dann sagte sie noch, daß sie dafür wäre, Jennifer aus der Band zu schmeißen, weil Fünf Falsche Fünfziger völlig blöde klänge und überhaupt, singen könnten wir schließlich selber gut genug.

Dies war kein guter Tag für Jennifer. Sie verscherzte es sich nämlich nicht nur mit Kati, sondern gleich in der nächsten Stunde auch noch mit Valerie. Und das kam so:

In Französisch gingen wir heute mit Alke ins Sprachlabor, und Valerie war überglücklich, einen Platz neben ihrem geliebten Meinrad zu ergattern. Die beiden durften sich sogar einen Kopfhörer teilen. Valerie schwebte im siebten Himmel, zumal Utz längst verheilt war, und der dicke Megapickel namens Rambert sich auf der Seite des Gesichts befand, die Meinrad nicht einsehen konnte. Wenn überhaupt, konnte er nur Lilli-Marleen und Siglinde sehen, und die waren relativ klein und unter Abdeckstift versteckt. Valerie fühlte sich so gut, daß sie Meinrad von der Tätowierung auf ihrer Schulter erzählte, die natürlich nicht echt war, sondern abwaschbar. Aber gerade als Meinrad Interesse signalisierte, einen Blick auf Valeries Schulter zu werfen, mischte sich Jennifer auf der anderen Seite ins Gespräch ein.

»Du, Meinrad, ich hab' einen gepiercten Bauchnabel«, flötete sie. »Willst du mal sehen?«

Und Meinrad, schneller als der Schall, drehte sich um und vergaß, daß Valerie überhaupt existierte. Oh, war die vielleicht sauer. Man konnte förmlich sehen, wie ihr die Wutpickel sprießten.

»Da! Hildemar und Waltraud«, schnaufte sie in der zweiten Pause im Mädchenklo. »Das werden Riesenmonsterpickel! Und daran ist nur diese Jennifer schuld. Immer muß sie im Mittelpunkt stehen.«

Kati stimmte sofort zu. Die beiden schienen Jennifer endlich durchschaut zu haben. Aber um sicherzugehen, wollte ich das Eisen lieber schmieden, solange es heiß war.

Ich schlug vor, die letzten beiden Schulstunden – Mathe beim Gürteltier – zu schwänzen und statt dessen in der Eisdiele einen Milchshake zu schlürfen. Kati und Valerie hatten nichts dagegen. Kati hätte sich mit ihren lila Matschhaaren am liebsten sowieso in ein Mauseloch verkrochen, und Valerie wollte, daß Meinrad sich Sorgen um ihr mysteriöses Fernbleiben machte. Was er natürlich nicht tun würde, da er aller Wahrscheinlichkeit nach nicht mal registrierte, daß sie überhaupt weg war.

Egal, solange Valerie nur daran glaubte. Sie spendierte jedem von uns einen Milchshake und lehnte sich zufrieden zurück. »Sicher denkt er, mir sei was zugestoßen. Das hat er jetzt davon.«

Ich wollte gerade eine spöttische Bemerkung machen, von wegen daß Liebe blind und blöd macht oder so, als sich die Tür öffnete und Konstantin reinkam. Er und ein halbes Dutzend weitere Schüler aus der Zwölf. Sie kamen direkt an unserem Tisch vorbei, aber sie sahen uns nicht an, vor allem Konstantin nicht. Ich griff kurzentschlossen nach seinem Ärmel. Das war die Gelegenheit, ihm zu zeigen, wie cool ich war.

»Hi, Konstantin. Machst du auch blau?«

Konstantin sah zu mir herab. »Nee, Freistunde.«

»Oh!« Leider fiel mir jetzt nichts mehr ein. Konstantin ging dann einfach weiter.

»Woher kennst du denn den?« fragten Valerie und Kati neugierig. Ich sah seufzend zu Konstantin hinüber. Er sah mich nicht an, aber er bestellte einen Schokomilchshake, genau wie ich. Sicher wollte er mir damit ein geheimes Zeichen geben. Ich fand, daß es an der Zeit war, meine Freundinnen einzuweihen.

»Das ist Konstantin. Der Mann, den ich mal heiraten werde«, sagte ich, und erzählte ihnen, was bisher schon zwischen uns vorgefallen war. Daß wir uns *beinahe* geküßt hatten und so. Kati und Valerie waren nur mäßig beeindruckt.

»Ist das nicht Simons großer Bruder? Der, den Jennifer so toll findet?«

»Schon möglich«, sagte ich kühl. »Aber sie wird ihn nicht bekommen. Nur über meine Leiche.« Und während ich mich zurücklehnte und meinen Milchshake trank, fühlte ich mich wunderbar stark und verwegen.

Leider nicht lange.

Wie aus dem Boden gestampft, stand plötzlich der Alke in der Eisdiele, vom böswilligen Schicksal und einem unbändigen Appetit auf Erdbeereis getrieben. Valerie, Kati und ich zogen die Köpfe ein und versuchten, uns möglichst unsichtbar zu machen, aber dummerweise entdeckte er uns trotzdem.

»Haben Sie jetzt nicht Unterricht?« fragte er.

»Nein«, beteuerten Valerie und ich mit großen, ehrlichen Augen, aber Kati konnte einfach nicht lügen. Sie wurde rot wie eine Tomate und sah aus wie das personifizierte schlechte Gewissen.

»Das meine ich aber doch«, sagte der Alke prompt. »Mathematik, wenn ich mich nicht irre!« Ja, hatte der denn nichts Besseres zu tun, als sämtliche Stundenpläne auswendig zu lernen? Nun sah es ganz so aus, als würde ich dem Direktor heute einen zweiten Besuch abstatten müssen, und das war sicher nicht gut für mich. Aber was tun? Das beste wäre gewesen, in Tränen auszubrechen und vor dem Alke auf die Knie zu fallen, aber das konnte ich natürlich nicht – wegen Konstantin.

Glücklicherweise übernahm Kati dann diesen Part für mich. Sie heulte Rotz und Wasser und schreckte nicht mal davor zurück, flehend nach Alkes Hand zu greifen. Vermutlich nahm er deshalb davon Abstand, uns zum Direktor zu führen, aber er bestand darauf, uns in den Matheunterricht zu bringen und das Gürteltier über unsere Untat zu informieren, daran konnten Katis Tränen auch nichts ändern.

Wie Lämmer wurden wir im Dunst von Alkes Mundgeruch aus der Eisdiele geführt. Ich versuchte, den Abgang so würdevoll wie möglich zu gestalten, und wackelte heftig mit dem Hintern – für Konstantin. Aber er sah gar nicht hin, leider. Immerhin, ein Gutes hatte die Sache doch: In der ganzen Hektik hatten wir völlig vergessen, die Milchshakes zu bezahlen.

Es war ziemlich peinlich, mitten im Unterricht zurück in die Klasse gebracht zu werden, auf frischer Tat beim Blaumachen ertappt. Das Gürteltier war dann auch entsprechend sauer. Gemeinerweise besonders auf mich.

»Als hättest du für einen Tag noch nicht genug Unheil angerichtet«, sagte sie. »Langsam weiß ich wirklich nicht mehr, was ich noch für dich tun kann! Es wird uns nichts anderes übrigbleiben, als deine Mutter zu informieren.«

»Aber die ist krank«, sagte ich empört. Ich dachte, das hätte ich deutlich genug dargelegt.

»Ich weiß, mit Hämorrhoiden«, knurrte das Gürteltier,

und die Klasse kicherte ein bißchen. Ich mußte zu Hause unbedingt nachschlagen, um was für eine Krankheit es sich bei Hämorrhoiden handelte.

Das Gürteltier ließ mich gar nicht erst auf meinen Platz. Ich mußte vorne bleiben und eine Gleichung mit drei Unbekannten lösen. Im Gegensatz zu Konstantin half es mir kein bißchen, sondern belauerte mich nur mit verschränkten Armen. Ergo blieb die Gleichung ungelöst.

Das Gürteltier schüttelte eine ganze Weile scheinbar zutiefst betroffen den Kopf, und dann setzte es zu einer Gardinenpredigt an, die überhaupt kein Ende mehr nahm.

Wie ich die nächste Klassenarbeit zu schreiben gedächte und ob es mir bewußt wäre, daß ich bei einer Fünf einen blauen Brief bekäme. Und überhaupt sei ich versetzungsgefährdet, weil die Klemper mir in Chemie ebenfalls eine Fünf geben wolle, und nach allem, was sie gehört habe, völlig zu Recht. Und daß ich doch gar nicht so dumm sei; im Gegenteil, und wo denn mein gesunder Menschenverstand geblieben sei, und daß ich mir meine Zukunft verbauen würde, wenn ich jetzt auch noch mit dem Schuleschwänzen anfinge. Und daß es von da bis zum Drogenkonsum nur noch ein kleiner Schritt sei – und so weiter und so weiter.

Ich fand das schon ziemlich heftig und auch total ungerecht, aber ich wollte meine Lage nicht noch verschlimmern. Also hielt ich die Klappe und verhielt mich für den Rest des Unterrichts möglichst unauffällig.

»Ich mache mir doch nur Sorgen um dich«, rechtfertigte sich das Gürteltier, und damit schien es nicht der einzige zu sein.

»Ich denke, du hast jetzt Nachhilfe in Mathe«, sagte

Jens nach der Schule auf dem Weg zum Bus. »Wieso kannst du es dann immer noch nicht?«

»Weil ich zu blöd dafür bin«, erwiderte ich schlechtgelaunt.

»Nein«, widersprach Jens. »Ich glaube eher, dein Nachhilfelehrer ist zu blöd, dir was beizubringen. Wenn du willst, könnte ich es dir erklären, es ist wirklich nicht schwer, wenn man den Dreh einmal raushat.«

Ich hatte natürlich nicht die geringste Lust, mir meine kostbare Freizeit mit Mathelernen um die Ohren zu schlagen, aber das war die Gelegenheit, Jens nach seinen Erfahrungen mit Delphine-im-Stringtanga auszufragen und ihn um den kleinen Gefallen zu bitten, mich zu entjungfern.

»Wie wär's mit heute abend?« fragte ich.

Und weil auf Jens immer Verlaß war, antwortete er: »Heute abend wäre okay.«

7.

Ich beschloß, Mama noch nichts von den Geschehnissen in der Schule zu berichten, ich wollte es ihr schonend beibringen oder, noch besser, den Brief, wenn er kam, einfach vor ihr aus dem Briefkasten nehmen und ihre Unterschrift fälschen. Schließlich hatte sie genug Sorgen, die Ärmste.

»In der Schule alles in Ordnung?« erkundigte sie sich ausgerechnet heute.

»Alles bestens«, beteuerte ich und schlug dann im Lexikon unter Hämorrhoiden nach. Leider, leider handelt es sich hierbei um meist harmlose Geschwüre am Darmausgang, etwas Blöderes hätte ich mir wohl gar nicht ausdenken können! Aber wer, zur Hölle, hatte sich diesen schönen Namen für eine solch häßliche Krankheit ausgedacht? Arme Mama, jetzt glaubten alle, sie könne sich den Hintern nicht richtig abputzen. Ich hatte beinahe ein schlechtes Gewissen, weil sie auch noch so nett war und mich am späten Nachmittag mit dem Auto zu Jens fuhr, weil es regnete.

»Ich hab' dich lieb«, sagte ich, bevor ich ausstieg. Das hatte ich schon so lange nicht mehr gesagt, daß Mama nur ziemlich blöd dreinschaute.

Jens' Eltern waren in Urlaub gefahren und hatten ihn drei Tage ganz allein im Haus gelassen, etwas, was meine Mutter niemals tun würde, nicht mal für eine Nacht. Sie hetzte uns dann immer Oma auf den Hals.

»Wie lange sind deine Eltern denn noch weg?« fragte ich neidisch und nicht ohne Hintergedanken.

»Bis Samstag. Dann ist auch die Tiefkühltruhe leergegessen. Möchtest du was von meiner Pizza abhaben?«

»Ja, bitte.« Bei uns hatte es nur belegte Brote zu Mittag gegeben. Wir teilten uns brüderlich eine Quattro Stagioni, dann holte Jens doch tatsächlich sein Mathebuch aus der Tasche.

»Also, wir fangen mit was ganz Leichtem an.«

Der Typ wollte echt Mathe lernen! Und das, obwohl gleichzeitig Telefon, Fernseher, Videorekorder und Tiefkühltruhe zur freien Verfügung standen?

»Sollen wir nicht lieber was anderes machen?«

»Nein«, sagte Jens. »Wenn du jetzt in Mathe den Anschluß verpaßt, schaffst du es nicht bis zum Abi.«

So was Bescheuertes! Erstens konnte man Mathe in der Zwölf abwählen, soweit ich informiert war – und das würde meine allererste Amtshandlung sein –, und zweitens wurde die Erde doch bedeutend früher von einem Meteoriten getroffen. Hatte Jens doch selber gesagt.

»Und wie war das mit dem Meteoriten?«

»Ja, schon möglich, daß der kommt«, lenkte Jens ein. »Aber wenn nicht, stehst du ganz schön dumm da.«

»Welche speziellen Dinge würdest du gerne noch ausprobieren, bevor ... bevor du verglühst?« Das klang ganz schön dramatisch. Und sicher wollte Jens noch vor dem Ende der Welt Sex haben. Welch Glück für ihn, wenn er erfuhr, daß er das gleich hier und heute würde haben können.

Jens überlegte. »Einen Fallschirmsprung, mindestens, und dann will ich noch nach Australien, Känguruhs in freier Wildbahn sehen. Und mit Walen und Delphinen schwimmen.«

Sex gehörte wohl nicht zu seinen *favorites*. Aber Delphine war ein gutes Stichwort. »Ja, nach Australien möchte ich auch mal. Apropos, kannst du dich noch an Delphine erinnern, deine Austauschschülerin?«

»Klar«, sagte Jens.

»Was ich dich schon immer mal fragen wollte ... hattest du eigentlich was mit der?«

»Du meinst ...?«

Ich nickte. Wie schön, daß man sich verständigen konnte, ohne peinliche Worte zu benutzen.

»Hmja«, machte Jens.

Hatte ich es mir doch gedacht. Bei *den* Höschen! »Du hast es gut«, seufzte ich.

Jens sah verwirrt aus. Himmel, er dachte doch wohl nicht, ich hätte auch gerne was mit Delphine gehabt – bäh, nä! So ganz ohne peinliche Worte ging es also doch nicht.

»Weil du schon mal Sex hattest und ich nicht«, setzte ich hastig hinzu. »Und weil man als Jungfrau hoffnungslos aus der Mode ist.«

»Wer sagt denn das?«

»Alle. Und das schlimme ist, ich weiß nicht mal, wie es geht! Ich komme mir so blöd vor.«

»Also, ich finde es völlig unwichtig, ob du in Mode bist oder nicht«, sagte Jens. »Und so was ist dir doch sonst auch immer egal gewesen.«

»Ja, bei Klamotten vielleicht. Aber das hier ist etwas anderes, etwas viel Wichtigeres. Wenn man es genau nimmt, das Wichtigste überhaupt. Schließlich sichert Sex den Fortbestand unserer Spezies. Und ich weiß nicht mal, wie es funktioniert!«

Jens sah beeindruckt aus. »Das scheint dir wirklich was auszumachen.«

Ich nickte. »Wie war das denn so mit Delphine?«

Jens machte ein verlegenes Gesicht. »Na ja, also ... ähm.«

»Jetzt sag bloß nicht, daß man es nicht beschreiben kann, sondern selber ausprobieren muß.« Oh, war ich tückisch. Damit lenkte ich ihn automatisch auf die richtige Spur. Und siehe da, er biß sofort an.

»Also, eigentlich stimmt das. Irgendwie muß man es schon selber gemacht haben, um zu wissen, wie es ist.«

Ich unterdrückte mit Mühe ein triumphierendes Lächeln und versuchte enttäuscht auszusehen. »Tja dann werde ich es wohl niemals erfahren. Außer, du zeigst es mir.«

Jens wurde rot. »Ah, wie, äh ...«

»Oder habt gar nicht richtig miteinander geschlafen, du und Delphine?«

»Äh, na ja, so viel hat da jedenfalls nicht mehr gefehlt.«

»Du könntest mir also zeigen, wie's geht?«

»Also, ähm«, stotterte Jens.

»Ja oder nein?«

»Ich wüßte schon, wie man es dir zeigen könnte, wenn du's unbedingt wissen willst«, sagte Jens.

»Also ja?«

»Ja.«

»Dann zeig es mir.«

»Doch nicht jetzt«, entsetzte sich Jens. »So was haben wir doch nicht hier zu Hause!«

Mit »so was« meinte er vermutlich Kondome. Verantwortungsbewußt wie er nun mal war. »Kannst du das denn bis morgen abend besorgen?«

»Puh!« machte Jens. »Ist gar nicht so einfach, schätze ich mal. Aber ich werd' es versuchen.«

Gar nicht so einfach? War der jetzt verrückt geworden? Die Dinger gab es doch in jedem Supermarkt! Na egal, Hauptsache, das Ganze konnte noch vor der nächsten Nachhilfestunde über die Bühne gehen.

Trotz eines unbestimmten Gefühls, daß wir über zwei völlig verschiedene Sachen gesprochen hatten, war ich für den Rest des Abends voller Zuversicht. Wir ließen das Mathebuch ungeöffnet und machten statt dessen Telefonspiele. Das war immer schon meine Leidenschaft, die Menschen waren ja so leicht manipulierbar. Die Zeiten, in denen wir bei allen Nagels, die im Telefon verzeichnet waren, angerufen und mit hämischer Stimme: »Guten Tag Herr Nagel, hier ist der Hammer!« gebrüllt hatten, waren längst vorbei. Heute waren wir tückischer und weniger primitiv. Immer gut läuft die Nummer mit dem Kleinkind.

»Hallo, ich hab' meine Schuhe bei dir vergessen«, sagte ich etwa mit verschnupfter Kinderstimme.

Sofort Entsetzen am anderen Ende der Leitung. »Du hast da die falsche Nummer gewählt. Hier stehen keine Schuhe!«

»Doch, gleich hinter der Tür«, behauptete ich. »Kannst du die mir wiederbringen?«

»Hör mal! Du hast die falsche Nummer gewählt! Gib mir mal deine Mama!«

»Mama ist nicht da. Ich brauch' aber meine Schuhe. Bitte.«

»Liebes Kind! Hier sind deine Schuhe nicht. Du hast die falsche Nummer gewählt.«

»Warum gibst du mir meine Schuhe denn nicht wieder?« fragte ich schniefend. »Dir sind sie doch viel zu groß.«

»Aber Kind. Ich sag doch, ich kenn' dich überhaupt nicht. Jetzt sagst du mir mal, wie du heißt!«

Ein herrliches Spiel, das es in unendlichen Varianten gab. Einmal hatte ich einen Phantasienamen und die Adresse unserer Nachbarn angegeben, und die ehrlich besorgte Frau hatte wahrhaftig die Feuerwehr dorthin geschickt. Als verantwortungsvolle Bürgerin war das quasi ihre Pflicht. Es ging schließlich nicht an, daß ein Kind allein zu Hause am Telefon nach seinen Schuhen fragte.

Viel weniger harmlos war es, wenn wir richtig fies wurden. Jens machte sich zum Beispiel gut als Herr Mayer von der Versicherung.

»Ich hätte da noch ein paar Fragen zum Schadensfall in der Lilo-Bar«, sagte er mit sonorer Stimme.

»Lilo-Bar? Karl-Heinz, komm mal schnell ans Telefon!«

»In meinem Bericht steht, daß Ihr Gatte über dem Seidenhöschen der Stripteasetänzerin ausgerutscht und dabei die Oben-ohne-Kellnerin angerempelt und umgestoßen hat.«

»*Karl-Heinz*!!!«

»Das Tablett mit vollbeladenen Gläsern fiel zu Boden, die Kellnerin blieb unverletzt«, fuhr Jens unbeirrt fort. Ich lag zu diesem Zeitpunkt schon vor Lachen halb ohnmächtig auf dem Boden und hielt mir den Mund zu.

»Die Lilo-Bar stellt uns aber einen Schaden von eintausendvierhundert Deutschen Mark in Rechnung, und jetzt würde ich gerne Ihren Mann fragen, ob er sich noch erinnern kann, was sich denn so Wertvolles auf dem Tablett befand. Hallo, ist da noch jemand?«

»Hallo, ja, hier Berger.«

»Karl-Heinz Berger?«

»Ja, wer ist denn da?«

»Mayer von der Bar-Varia«, sagte Jens. »Es geht um ...«

»Aua! Charlotte! Nicht! Leg das Telefonbuch aus der Hand! Hilfe! Charlotte, schlag mich nicht ...«

Jens legte auf. Der Abend von Karl-Heinz und Charlotte war gelaufen. Ich putzte mir die Lachtränen von der Wange.

»Das war richtig schön gemein«, sagte ich zufrieden. Jens zeigte mir dann noch einen kleinen Gesteinsbrocken, der angeblich ein kleines Stück eines Meteoriten war, der Anfang des Jahrhunderts in Sibirien eingeschlagen war.

»Wenn der ein paar Minuten früher eingeschlagen wäre, hätte er New York getroffen«, sagte er. »Es ist mein Glücksstein. Seit ich ihn habe, passieren nur noch gute Dinge. Wenn du willst, leihe ich ihn dir mal.«

»Für die nächste Mathearbeit«, meinte ich leichtsinnig, aber damit erinnerte ich Jens nur an seine vernachlässigten Pflichten.

»Mensch, jetzt haben wir überhaupt nicht gelernt«, rief er aus. »Das holen wir morgen abend unbedingt nach.«

»Nein«, widersprach ich. »Morgen abend zeigst du mir, wie *es* funktioniert, schon vergessen?«

»Nein«, sagte Jens. »Aber so lange dauert das ja nicht.«

In diesem Augenblick klingelte meine Mutter an der Tür, und ich verließ Jens immer noch mit dem unguten Gefühl, daß wir trotz aller direkten Worte ein wenig aneinander vorbeigeredet hatten.

Besser wäre gewesen, ich hätte mir Jens' Glücksstein sofort ausgeliehen, denn gleich am nächsten Tag brach das Unheil über mich herein wie ein Gewitter. Offenbar hatten sich das Gürteltier, der Direktor und die Klemper am besagten Unglückstag gleich zusammengesetzt und einen Brief an meine Mutter aufgesetzt, die Dingenskirchen mußte ihn getippt und in einen Briefkasten geworfen haben, der noch am selben Tag geleert worden war. Als ob die nichts Besseres zu tun hätten! Pfui, schämt euch, ihr beamteten Unholde!

Als ich am nächsten Mittag nichtsahnend nach Hause kam, fand ich meine Mutter mit dem Brief in der Hand vor. Sie schäumte aus dem Mund.

»Das ... das ist unglaublich«, rief sie mir entgegen. »Hast du das wirklich alles angestellt?«

»Nein«, beteuerte ich vorbauend. Wer weiß, was die alles dazugelogen hatten. »Kein Wort davon ist wahr.«

»Dann ist das also alles erfunden, ja? Du hast die Schule nicht geschwänzt? Die Zeche nicht geprellt? Keinen Mitschüler so heftig geschubst, daß eine Wand entzweibrach?« Mama holte tief Luft. »Dann erklär mir mal, warum ich so einen Brief bekomme.«

»Also, das war so«, begann ich, aber Mama unterbrach mich rüde.

»Ich will überhaupt nicht hören, was du dazu zu sagen hast«, schrie sie. »Ich rufe jetzt in deiner verdammten Schule an und rede mit dem Direktor, warum ich erst so spät davon erfahre, daß meine Tochter die meisten Klassenbucheinträge der Jahrgangsstufe zu verzeichnen hat!«

»Hör mir doch erst mal zu«, rief ich, aber Mama wählte schon. Mir blieb nichts anderes übrig, als dem Gespräch aus sicherer Distanz zu folgen. Zuerst war sie sehr zerknirscht, sie hörte dem Direktor zu, nickte immer, was der natürlich nicht sehen konnte, und sprach offensichtlich auch mit dem Gürteltier, obwohl das längst Feierabend hatte.

»Jaja, das ist sehr schlimm«, murmelte sie. »Aber ich glaube ja nicht, daß sie das aus Böswilligkeit tut. Nein, ich denke eine Erziehungsberatung ist hier noch nicht vonnöten.«

Immerhin. Ich nickte beifällig. Jetzt schien wieder der Direktor am Apparat zu sein, denn es ging um den Schadenersatz für die zerstörte Wand.

»Wie genau ist das denn passiert?« erkundigte sich meine Mutter und sagte eine ganze Weile nichts als »Hm, hm«. Dann aber, schlagartig, veränderte sich ihre Miene. »Wieviel? Sind Sie nicht ganz dicht? Jetzt hören Sie mir aber mal zu. Eine Schule, in der man Schüler durch die Wand schubsen kann, ist bestimmt nicht normgerecht und zieht ganz sicher das verstärkte Interesse des Bauaufsichtsamts auf sich. Ich kann Ihnen gerne mal meinen Schwager vorbeischicken, der arbeitet bei dieser Behörde. Wie bitte? Wird fallengelassen, aha. Ja, das wollte ich Ihnen auch empfohlen haben. Und was die anderen Missetaten meiner Tochter betrifft, denke ich, daß ich damit allein zurechtkomme. Sie ist keineswegs erziehungsschwierig oder gar dumm, sie braucht lediglich für eine Weile engere Grenzen. Auf Wiederhören.«

»Denen hast du's aber gegeben«, sagte ich stolz.

Mama sah mich ungefähr so an, wie man eine Kakerlake im Abendessen ansehen würde. »Marsch, in dein Zimmer«, sagte sie nur. »Sonst vergesse ich mich.«

Ich trollte mich sogleich eine Etage höher. In dieser Stimmung ist es zwecklos, mit Mama zu verhandeln, das wußte ich. Trotzdem durfte ihre miese Laune nicht lange anhalten, denn schließlich war ich heute abend mit Jens verabredet, zur Nacht der Nächte. Ich bezweifelte allerdings, daß Mama mir ein zweites Mal Mathelernen so ohne weiteres abnehmen würde. Also entschied ich mich nach etwa zwei Stunden Bedenkzeit für eine leicht von der Wahrheit abweichende Schonversion.

»Mami?«

»Hm.«

»Ich weiß, daß du mir am liebsten Hausarrest oder so geben würdest, aber heute geht es noch nicht. Ich war doch mit Kati verabredet, ich wollte bei ihr schlafen, und du hattest es schon erlaubt.«

»Ich? Ich weiß ja gar nichts davon. Außerdem ist heute Freitag, du hast Klavierstunde.«

»Ich geh' ja auch erst heute abend hin. Bitte, Mami, du hattest es versprochen!« Mütter haben bekanntlich ein Gedächtnis wie ein Sieb, meine ganz besonders.

»Wirklich? Also gut, von mir aus«, sagte sie. »Aber von heute an machst du diesen Unsinn nicht mehr, verstanden? Schuleschwänzen ist was für Dummköpfe. Wenn ich so was noch einmal höre, dann kannst du eure Klassenfahrt nach Berlin vergessen.«

Obwohl das wohl die mieseste Drohung aller Zeiten war, nickte ich verständig und war auch den Rest des Nachmittags unheimlich artig. Zuerst Klavierstunde und anschließend mit Mama einkaufen. Klaglos schleppte ich Klopapier über den Aldiparkplatz, klaglos brachte ich den Einkaufswagen zurück, klaglos stand ich später im Supermarkt eine Viertelstunde an der Fleischtheke an wegen einer einzigen Lage Lachsschinken. Als wir alles im Auto verstaut hatten, wollte Mama noch in den Drogeriemarkt wegen eines neuen Lippenstifts. Obwohl es eine Strafe ist, sie dabei zu begleiten, tat ich es selbstverständlich ebenfalls klaglos.

Zuerst schaute sich Mama jeden einzelnen der siebentausend Lippenstifte genau an, dann krallte sie sich die nächste Verkäuferin und fing an zu meckern: »Die hatten von Betrix mal einen Lippenstift in der Farbnuance Rosenholz. In einer gold-weißen Hülle. Genau den hätte ich gern wieder.«

»Meinen Sie diese hier?«

»Ja, aber den scheint es in Rosenholz nicht mehr zu geben.«

»Da haben Sie leider recht. Aber von Chicogo gibt es auch einen sehr schönen Rosenholzton. Sehen Sie mal.«

»Das ist aber nicht der gleiche.«

»Und was ist mit diesem hier? Der ist sogar kußecht!«

»Ich weiß nicht.«

Zu diesem Zeitpunkt hatte ich bereits unauffällig das Weite gesucht, das Lippenstiftgeplänkel würde Mama mindestens eine Viertelstunde lang beschäftigen. Ich sah mich derweil gründlich im Drogeriemarkt um. Beinahe als erstes fielen mir die Kondome ins Auge, jede Menge in dezenten Schachteln verpackt. Ich hoffte innigst, daß Jens welche mit *Stiftung Warentest sehr gut* besorgt hatte und nicht irgendwelche dubiosen Teile, die im Dunkeln leuchteten. Als ich daran dachte, lief mir ein Schauder über den Rükken. Huh, heute abend würde es also endlich passieren. Danach würde nichts mehr so sein, wie es jetzt war.

Hoffentlich wußte Jens auch wirklich, was er tat. Ich konnte es schließlich nicht überprüfen, da mir die Vergleichsmöglichkeiten fehlten. Ich konnte mich nur auf ihn und auf Delphines einschlägige Erfahrungen verlassen und hoffen, daß ich danach Konstantins Ansprüchen genügen würde.

Gerade zur rechten Zeit und am rechten Ort erinnerte ich mich an den Tip mit dem Gänsefett und sprach eine Verkäuferin darauf an: »Entschuldigen Sie, Gänsefett, wo steht das?«

»Gänsefett? Wofür willst du das denn brauchen?«

Also, das ging sie ja nun wirklich nichts an. »Also, zum Cremen halt.«

»Ich glaube nicht, daß wir was mit Gänsefett führen. Wir haben aber eine sehr schöne Ringelblumensalbe auf Melkfettbasis«, sagte die Verkäuferin. »Vielleicht tut die's ja auch?«

Ich zuckte mit den Schultern. Woher sollte ich das denn wissen? Mißmutig schlenderte ich die Regale entlang, während meine Mama immer noch den Rosenholz-Blues aufführte. Als ich auf die Diätdrink- und Fertigvollwertmenüabteilung zuwanderte, wurde ich um ein Haar von einem Einkaufswagen überrollt. Ich konnte gerade noch beiseite springen.

Der Steuermann war niemand anders als Godzilla, die Mutter der petzenden Fruchtzwerge aus dem Schulbus neulich. Ich konnte von Glück reden, daß sie mich nicht wiedererkannt hatte.

Ein Regal weiter traf ich dann auch auf ihren Sprößling. Er war gerade dabei, sich seine Anoraktaschen mit Zahnpflegekaugummis vollzustopfen. Sieh einer an, soviel kriminelle Energie in so einem Zwerglein. Immerhin achtete er auf seine Zähne.

Ich schlich mich leise an ihn heran und brüllte dann unvermittelt in sein Ohr: »Wie schmecken denn die?«

»Aaaaaahhrrrgh«, gurgelte der Fruchtzwerg, und ich dachte im ersten Augenblick, er würde einen Herzstillstand erleiden. Sein Gesicht wurde joghurtbleich, seine Unterlippe zitterte.

»Mama«, flüsterte er dann.

»Die gurkt da vorne mit dem Einkaufswagen rum«, erwiderte ich lächelnd. »Du mußt schon lauter rufen!«

Der Fruchtzwerg regenerierte sich etwas. »Meine Mama macht dich platt«, flüsterte er.

»Ja, aber dich sicher auch, wenn sie die vielen gesunden Kaugummis in deiner Tasche sieht«, sagte ich. »Los, ruf sie doch her.«

Der Fruchtzwerg griff sich links und rechts an die Anoraktaschen, als ob er die Kaugummis schnell zurücklegen wollte. Aber dann hielt er mit verzweifelter Miene inne.

»Oho, da tummeln sich sicher auch noch ein paar Fruchtgummis und Traubenzucker, was?« schloß ich messerscharf, und der Fruchtzwerg zitterte wieder mit der Unterlippe.

In diesem Augenblick bog Godzilla mit dem Einkaufswagen um die Ecke. Und dieses Mal erkannte sie mich.

»Also, das ist ja wohl die Höhe«, rief sie. »Jetzt macht sich die Kindermafia schon in den Läden breit.«

Ich wich sicherheitshalber ein paar Schritte Richtung Babypflege zurück. Dabei ließ ich den tückischen kleinen Fruchtzwerg nicht aus den Augen.

»Ihr Söhnchen hat Ihnen was zu sagen«, behauptete ich.

Die Unterlippe der kleinen Zecke zitterte heftiger.

»Du Luder, du unverschämtes!« Godzilla richtete den Einkaufswagen auf mich aus und stampfte mit dem Fuß auf wie ein wilder Stier in der Arena. Ich war jetzt ebenfalls versucht, nach meiner Mama zu rufen, aber die war immer noch im Rosenholzfieber.

»Diese Geschichte im Schulbus damals, die hat Ihr Sohn völlig frei erfunden.« Ich redete jetzt um mein Leben. »Wahrscheinlich hat er den Joghurt selber in den Schulranzen gematscht und dann Angst vor Ihnen bekommen. Und später hat er auf die erstbeste Person gezeigt, die aus dem Bus kam. So war es doch, oder?«

Der Fruchtzwerg guckte noch unschlüssig, Godzilla immerhin hatte aufgehört, mit den Füßen zu stampfen.

»War's nicht so?« Ich durchbohrte die prallgefüllte Anoraktasche mit meinen Augen. Der Fruchtzwerg sagte immer noch nichts.

»Fabi«, sagte Godzilla mit überraschend sanfter Stimme.

»Traubenzucker ist auch was Feines«, sagte ich genauso sanft.

»Ja, so war's«, brach es aus dem Fruchtzwerg heraus. »Ich habe den Joghurt selber in meinen Ranzen getan, Mama.«

»Du hast gelogen, Fabi? Das Mädchen hatte gar nichts damit zu tun?« Godzilla sah ehrlich betroffen aus.

»Doch«, sagte der Fruchtzwerg, aber da starrte ich erneut auf die Anoraktasche und imitierte heftige Kaubewegungen mit dem Kiefer.

»Ich meine, nein, hat sie nicht«, verbesserte sich der Fruchtzwerg.

»Ich saß nur zufällig in der Nähe«, ergänzte ich freundlich.

»Aber Fabi!« Godzilla war echt fertig mit der Welt. »Wie konntest du nur!«

Auf den Gedanken, sich bei mir zu entschuldigen, kam sie natürlich nicht, aber darauf konnte ich auch gut und gern verzichten.

»Wiedersehen«, sagte ich und machte mich auf die Suche nach Mama. Sie hatte die Lippenstifte endlich hinter sich gelassen und war bereits zu den Deodorants vorgedrungen.

»Wo warst du so lange?« erkundigte sie sich.

»Ach, bloß hier und da«, murmelte ich und beobachtete nicht ohne Genugtuung, wie Godzilla, den Fruchtzwerg an einem Ohr, an den Wartenden vor der Kasse vorbeizog und den Laden verließ, ohne etwas gekauft zu haben.

Meine Mutter sah ihnen kopfschüttelnd hinterher. »Leute gibt's«, sagte sie.

8.

Ich war ziemlich aufgeregt, als ich bei Jens klingelte, fast so, als wäre er Konstantin und nicht Jens, den ich schon immer kannte. Ich hatte außerdem Angst, weil ich kein Gänsefett hatte auftreiben können und natürlich immer noch nicht wußte, was genau auf mich zukam. Ich konnte nur hoffen, daß Jens bei Delphine wirklich gut aufgepaßt hatte, denn ich würde ihm nicht helfen können, wenn er nicht mehr weiterwußte, soviel war klar.

Jens sah ganz normal aus, genau wie immer.

»Hallo, willst du auch Pizza? Spinaci mit viel Knoblauch. Es ist die letzte.«

Also wirklich, dem verdarb auch rein gar nichts den Appetit. »Nein, ich möchte lieber gleich zur Sache kommen«, sagte ich nur.

»Von mir aus«, erwiderte Jens. »Ich habe im Wohnzimmer schon alles vorbereitet.«

»Im *Wohnzimmer?*« wiederholte ich entsetzt. »Bist du wahnsinnig?«

Jens sah mich verwirrt an. »Wo denn sonst? Wir haben nur einen Fernseher.«

»Fernseher?«

»Wir können ja die Vorhänge zuziehen, wenn du Angst hast, die Nachbarn gucken zu«, schlug Jens vor. Ich folgte ihm völlig verdattert ins Wohnzimmer.

»Ich kann dir sagen, das war vielleicht schwierig, das

Ding zu besorgen«, seufzte Jens, während er die Vorhänge zuzog.

Ich beschloß zu schweigen, denn ich hatte das unbestimmte Gefühl, nur das Falsche zu fragen, wenn ich den Mund aufmachte.

Jens ging zum TV-Schrank seiner Eltern und hielt eine schwarze Videohülle hoch. Meine Verwirrung erreichte ihren vorläufigen Höhepunkt.

»Nadine – heiße Nächte ohne Reue«, rief Jens triumphierend. »Ab achtzehn!«

Ich ließ mich auf das Sofa fallen und begann Fingernägel zu kauen. Da sollte mal jemand den Durchblick behalten!

»Weißt du, wie schwer das war?« Jens schob das Band mit großartiger Geste in den Videorekorder. »Ich hab's nur mit List und Tücke geschafft. Paß auf, ich rein in den Videoladen und schön brav bei den Kindervideos rumgeguckt. Die nichtjugendfreien Sachen sind in einem separaten Hinterzimmer untergebracht, durch einen Vorhang vom Hauptraum getrennt, und der Videoladenbesitzer paßt natürlich auf wie ein Schießhund, daß da niemand unter achtzehn reinkommt. Ich also geguckt und geguckt und schon mal ganz unauffällig den Aufkleber vom ›doppelten Lottchen‹ abgepopelt. Und als dann gerade 'ne Großfamilie reinkam und im Laden rumtobte und der Videoheini eine Omi anmeckerte, weil ihre Kassette nicht zurückgespult war, schlüpfte ich – zong – durch den Vorhang.«

So weit konnte ich mühelos folgen, nur was hatte das alles mit unserem Vorhaben zu tun?

Jens fuhr unbeirrt fort: »Voll gefährlich, verstehste, weil

jeden Augenblick jemand kommen konnte. Ich also nichts wie die nächste Videohülle gepackt, mit der nackten Nadine drauf, und wieder raus, ehe mich der Videoheini sehen konnte. Paß auf, und jetzt kommt das Geniale. Ich popele den Aufkleber ab und klebe statt dessen den vom ›doppelten Lottchen‹ drauf. Außerdem tausche ich die Coverhüllen einfach um, päng. Die anrüchige Nadine verstecke ich hinter einer von den Speed-2-Kassetten. Und dann warte ich noch ein Weilchen und gehe mit dem ›doppelten Lottchen‹, das aber jetzt die Nummer von Nadine trägt, zur Kasse. Und der Depp gibt mir prompt die falsche Kassette. Obwohl die unter Garantie in einer völlig anderen Ecke stand als das ›doppelte Lottchen‹. Ist das jetzt genial oder nicht?«

»Schon«, sagte ich. »Aber warum hast du dir die ganze Mühe gemacht?«

»Na, deinetwegen, du Schaf. Du wolltest doch wissen, wie es funktioniert, und ich hatte versprochen, es dir zu zeigen. Auf dieser Kassette kannst du alles ganz genau sehen.«

»Oh«, machte ich. Ich hatte ja gleich gewußt, daß wir uns irgendwie mißverstanden hatten. »Ich dachte ...« Nein, das sagte ich jetzt lieber nicht. Irgendwie wäre es mir peinlich gewesen, wenn Jens jetzt erfahren hätte, was ich eigentlich vorgehabt hatte. Das war jetzt wirklich eine verfahrene Situation. Eine Videokassette ansehen konnte vielleicht hilfreich sein in bezug auf diverse Mysterien – nur entjungfert wurde ich dadurch nicht. Aber ich wollte Jens nicht enttäuschen.

»Also, bist du bereit?«

»Ja«, sagte ich.

Das Video fing ganz harmlos an. Zuerst wurden wir darüber belehrt, daß es uns verboten war, das Video überhaupt anzuschauen. Außerdem war es uns auch verboten, es zu kopieren und die kopierten Bänder in Umlauf zu bringen. Aber das hatten wir ja schon gewußt. Dann sah man Nadine – jedenfalls nahm ich an, daß es Nadine war –, wie sie im Bus saß und alle Fahrgäste außer ihr nach und nach ausstiegen. Als sie und der Busfahrer ganz allein waren, begann sie sich aus heiterem Himmel zu entkleiden. Der Busfahrer beobachtete sie im Rückspiegel und steuerte den Bus an den Straßenrand. Dann kam er zu ihr nach hinten auf die letzte Bank und sagte den ersten Satz im ganzen Film.

Was er genau sagte, kann ich *unmöglich* wiederholen, es war jedenfalls ganz schrecklich, und es kamen jede Menge Wörter drin vor, die unsereins nicht mal auf eine Hauswand sprühen würde. Jens schien auch entsetzt zu sein, denn er setzte sich kerzengerade auf.

Der Busfahrer knöpfte seine Hose auf, und man konnte ganz deutlich sein erigiertes *Dings* sehen. Es sah ganz fürchterlich aus, wie eine rosafarbene Riesenbanane. Aber Nadine schien sich darüber zu freuen. Sie zog sich das ohnehin überflüssige Minihöschen aus und sagte etwas *noch viel Schlimmeres*. Ich hielt mir erschrocken die Hand vor den Mund.

Jens drückte auf die »Mute«-Taste.

»Wenigstens den Ton können wir ja abdrehen«, murmelte er. Ich nickte dankbar.

Nadine auf dem Video ließ sich hintenüber auf die Bank fallen, und der Mann fiel samt seiner Riesenbanane auf sie drauf. Was dann geschah, konnte ich nicht mehr sehen, weil ich die Augen zumachen mußte. Es war einfach zu schrecklich.

Jens schien das auch zu finden.

»Ich hätte nicht gedacht, daß man alles so genau sieht«, hörte ich ihn sagen. Das pure Entsetzen schwang in seiner Stimme mit. »Ich dachte immer, die spielen das nur.«

Ich hielt die Augen weiter fest zusammengekniffen. Aber vor meinem inneren Auge formte sich automatisch das Bild der rosa Riesenbanane.

»Scheußlich«, flüsterte ich. »Mach es weg!«

Ich hörte das Video aus dem Rekorder fahren.

»Das muß man sich wirklich nicht freiwillig angucken«, sagte Jens. »Du kannst die Augen wieder aufmachen.«

Ich sah auf den leeren Bildschirm und seufzte erleichtert. »Hättest du doch nur *›Das Doppelte Lottchen‹* genommen!«

»Ich konnte doch nicht wissen, daß es so – widerwärtig sein würde. Aber wenn du hingeguckt hättest, wüßtest du jetzt wenigstens, wie es geht.«

»Aber das war so ekelig.« Ich schüttelte mich. »Ich wollte das nicht sehen.«

Jens nickte verständnisvoll. »Ich werde nie wieder in Seelenruhe Bus fahren können.«

»Wenn das wirklich so ist, dann bleibe ich wohl lieber Jungfrau bis ans Ende meiner Tage«, seufzte ich.

»Das ist sowieso völliger Blödsinn, von wegen, daß Jungfrauen aus der Mode sind und so«, meinte Jens. »Mir wäre es total egal, ob – jemand noch Jungfrau ist oder nicht.«

»Du bist eben altmodisch«, erwiderte ich, und da sagte Jens nichts mehr. Wir nahmen gemeinsam die widerwärtige Kassette aus dem Rekorder und überlegten, wie wir sie am geschicktesten loswerden konnten.

»Wir bringen sie einfach zurück und sagen gar nichts«, meinte Jens. »So blöd, wie dieser Typ ist, wird er die Verwechslung im Leben niemals merken.«

»Ja, und 1999 geht die Welt sowieso unter«, ergänzte ich hoffnungsvoll.

»Aber was ist, wenn ein anderer *›Das Doppelte Lottchen‹* ausleiht und statt dessen diese ekelhafte Nadine und ihren Busfahrer anschauen muß?« Jens und ich wurden gleichermaßen von Mitleid für diese arme unschuldige Person ergriffen. Selbstlos beschlossen wir, einem solchen Mißgeschick vorzubauen und im Videoladen für Ordnung zu sorgen. Ich durfte das Fahrrad von Jens' Mutter benutzen, Jens jagte auf seinem Rennrad vor mir her.

Es war erst kurz vor neun, als wir im Videoladen ankamen, das Geschäft hatte bis zehn geöffnet.

Es war kaum was los, nur ein älteres Ehepaar wandelte zwischen den Regalen auf und ab. Der Besitzer stand hinter der Theke und sah tatsächlich so dämlich aus, wie Jens ihn geschildert hatte. Ein bißchen hatte er Ähnlichkeit mit dem Busfahrer aus dem Video, fand ich. Was ihn nicht gerade sympathischer machte.

Jens legte die Nadine-Kassette vor ihn auf die Tischplatte.

»Die möchte ich zurückgeben«, sagte er. »Das ist die falsche Kassette. Ich hatte *›Das Doppelte Lottchen‹* ausgeliehen. Diese hier handelt von einem Busfahrer.«

»Wat weiß denn isch?« knurrte der Ladenbesitzer.

Das ältere Ehepaar kam ebenfalls an die Theke. »Sagen Sie mal, haben Sie keine Filme mit Katharine Hepburn?«

»Wer soll denn dat sein?«

»Sie kennen Katharine Hepburn nicht?«

»Nä, und wennse schon tot is, hapisch se auch nisch.«

Das Ehepaar verkrümelte sich wieder zu den Regalen. Dort stritten sie sich leise darüber, ob Katharine Hepburn nun schon tot sei oder nicht.

»Hier muß eine Verwechslung vorliegen«, fing Jens noch einmal von vorne an. »Ich wollte *›Das Doppelte Lottchen‹* ausleihen, nicht diesen – Mist hier.«

»Wat is denn dat überhaupt?« Der Typ nahm Jens die Kassette aus der Hand und suchte nach der entsprechenden Nummer im Regal. Dort zog er dann *›Das Doppelte Lottchen‹* raus, natürlich. »Dat is doch korrekt, Junge.«

Jetzt kam das Ehepaar wieder an die Theke. »Haben Sie denn was mit Cary Grant?«

»Das ist auf jeden Fall die falsche Kassette«, wiederholte Jens.

»Oder was mit Ingrid Bergmann?« Der Ehemann ließ nicht locker.

»Oder was mit Cary Grant *und* Ingrid Bergmann«, fügte die Ehefrau hinzu.

»Moment!« Genervt schob der Videoladenbesitzer die Nadine-Kassette in seinen eigenen Videorekorder. Der Dummkopf, das hätte er gar nicht machen müssen, auf der Kassette selber stand dick und fett: *›Nadine – heiße Nächte ohne Reue‹* und außerdem die richtige Nummer. Aber vermutlich konnte der Kerl nicht lesen.

Jens und ich starrten angespannt auf den Fernseher,

ich kniff vorsorglich schon mal die Augen zusammen. Weil wir die Kassette nicht zurückgespult hatten, flimmerte sofort die allerschrecklichste Szene über den Bildschirm, der Busfahrer und Nadine auf der letzten Bank. Ich machte die Augen hastig ganz zu und atmete ruhig aus und ein, dem älteren Ehepaar aber entwich ein lauter Schreckensschrei.

Etwas lahmarschig drückte der Ladenbesitzer auf die Ejekt-Taste. »Scheint tatsächlich eine Verwechslung vorzuliegen«, murmelte er.

»Ja, in der Tat«, stimmte ihm Jens zu und wandte sich an das ältere Ehepaar, das wie versteinert neben ihm stand. »Wir wollten *›Das Doppelte Lottchen‹* ausleihen.«

Das Ehepaar war gelinde gesagt entsetzt. »Ihr armen Kinder«, rief die Frau. »Ihr armen, armen Kinder.«

»Also, das ist wirklich die Höhe«, sagte der Mann.

»Kann ja mal vorkommen«, mischte ich mich begütigend ein, aber es war schon zu spät.

»Das ist ein Fall für die Polizei«, setzte der Mann hinzu.

»Nun machen Se sisch mal nisch ins Hemd«, knurrte der Ladenbesitzer. »Dat is doch alles nur halb so schlimm.«

»Halb so schlimm?« Der Mann war ehrlich empört. »Sie verleihen hier Pornos an Kinder und nennen das halb so schlimm? Wo ist das Telefon?«

»Jibbet hier keins«, behauptete der Depp hinter der Theke dreist, dabei stand es direkt neben ihm.

»Wie Sie wollen«, sagte der Mann jetzt richtig wütend. »Gleich da vorne ist eine Telefonzelle. Bleib du hier, Liebchen, und paß auf die Kinder auf, ich bin gleich wieder da.«

Jens und ich tauschten einen erschreckten Blick. So hatten wir uns das aber nicht gedacht.

»Wir müssen jetzt leider nach Hause«, sagte ich.

»Ja, und isch hab hier gleisch geschlossen«, fügte der Ladenbesitzer hinzu. Aber der Cary-Grant-Fan war schon Richtung Telefonzelle gesprintet.

»Ihr armen Kinder«, meinte seine Frau und strich mir mitleidig übers Haar. »Wie alt seid ihr denn?«

»Fünfzehn«, antwortete Jens. Es schien ihm überhaupt nicht peinlich zu sein, mit fünfzehn Jahren noch Interesse am ›doppelten Lottchen‹ zu bekunden.

Ich schwieg einfach nur. Das hier war wieder so eine ganz typische Sissi-Katastrophe. Es fing ganz harmlos an und geriet dann schneller außer Kontrolle, als man »Huch« denken konnte. So etwas passierte nur mir, meine ganz privaten Katastrophen. Obwohl ich ja wie immer ganz unschuldig an dieser Misere war.

Das glaubten die freundlichen Polizisten auch, die wenige Minuten später ankamen. Sie schoben die ganze Schuld kurzerhand auf den armen Ladenbesitzer, schimpften ihn tüchtig aus und drohten ihm mit einer Klage. Das Ehepaar hackte obendrein noch heftig auf ihm herum.

»Eine Schlamperei ist das«, sagte die Frau. »Und Cary Grant hat er auch nicht.«

Am Ende sah der Ladenbesitzer richtig bedröppelt aus. Jens und ich kamen beinahe um vor schlechtem Gewissen. Aber die Strafe folgte auf dem Fuße, denn die Polizisten bestanden darauf, uns heimzufahren. Bei Jens nicht weiter schlimm, denn er war schließlich allein zu Hause. Aber bei mir wartete Mama, und die wähnte mich ja bei Kati. Ich hatte plötzlich wieder ihre Worte im Gedächtnis, von wegen, noch einmal so ein Mist und ich würde nicht mit auf Klassenfahrt gehen dürfen. Wenn ich jetzt von Polizisten nach Hause gebracht würde, ganz gleich wie unschuldig ich auch war, konnte ich Berlin vergessen.

»Bitte lassen Sie mich hier an der Ecke raus«, bat ich. »Meine Mutter ist herzkrank. Sie wird einen Heidenschrekken bekommen, wenn ich von Polizisten nach Hause gebracht werde.«

»Wir erklären ihr alles in Ruhe«, sagte der eine Polizist. »Du hast ja nun wirklich nichts angestellt.«

»Bitte«, sagte ich. »Sie ist wirklich sehr schreckhaft. Es könnte ihr Ende sein.«

Der andere Polizist drehte sich zu mir um. »Wir machen das schon. Hab keine Angst.«

Wenn die wüßten! Aber da war nichts zu machen. Sie parkten den Polizeiwagen bei uns in der Einfahrt und stiegen alle beide mit aus.

Meine Mutter sah tatsächlich ziemlich erschreckt aus, als sie die Tür öffnete und mich zwischen zwei Uniformierten sah. Sie griff sich auch an die linke Brust, wie immer, wenn sie sich über etwas aufregte.

»Was ist passiert?« keuchte sie.

»Gar nichts, wirklich gar nichts«, beteuerte der eine Polizist. »Wir haben Ihre Tochter sicher nach Hause gebracht.«

»Warum bist du nicht bei Kati?«

»Ähm, weil Kati ... Kati ist krank geworden, und da bin ich statt dessen zu Jens gegangen.«

»Und da haben sich die beiden Kinder in aller Unschuld ein Video ausgeliehen«, sagte der andere Polizist im Erzählton. »Leider ist dem Videoladenbesitzer ein verhängnisvoller Irrtum widerfahren. Die Kassette in der Pakkung war – nun, sie war nicht für Kinder geeignet. Die beiden haben sie zurückgebracht, und da eine solche Begebenheit gegen das Jugendschutzgesetz verstößt, sind wir dazugerufen worden. Nach der ganzen Aufregung dachten wir, es sei besser, das Kind nach Hause zu bringen.«

»Ich verstehe«, sagte Mama, aber sie sah keinesfalls verständnisvoll aus. »Dann danke ich Ihnen vielmals.«

»Es liegt bei Ihnen, Anzeige gegen den Videoladenbesitzer zu erstatten. Aber ich glaube, Ihre Tochter hat keine bleibenden Schäden davongetragen.«

»Da haben Sie wohl recht.« Mama sah mich durchdringend an. »Jedenfalls noch nicht. Auf Wiedersehen und vielen Dank jedenfalls.«

Mich packte die nackte Furcht. Am liebsten wäre ich wieder mit den Polizisten mitgefahren. Aber die stiegen in aller Seelenruhe in ihr Auto und fuhren davon.

Mama packte mich am Arm. »Und jetzt der Reihe nach, du kleines Monster«, zischte sie.

»Also, das war so«, begann ich, aber Mama wollte überhaupt nicht hören, was ich zu sagen hatte.

»Sei still, du verlogenes kleines Biest«, unterbrach sie mich und griff mit der freien Hand zum Telefonhörer.

»Was machst du?«

Mama wählte schon. »Ich rufe bei deiner Freundin Kati an und erkundige mich nach ihrer Krankheit. Was sagtest du gleich, was sie hat?«

»Es ist viel zu spät. Die schlafen doch schon«, rief ich aus. Da hatte Mama auch schon Katis Mutter an der Strippe. Die wußte natürlich nichts von Katis Krankheit oder davon, daß wir zum Schlafen verabredet gewesen waren. Mama nickte grimmig in den Hörer und wünschte noch einen schönen Abend. Ich wich sicherheitshalber schon mal bis zur Treppe zurück.

»Du hast mich vorsätzlich angelogen«, zischte Mama, und das war in der Tat kein guter Ausgangspunkt. Alles, was ich dann noch zu sagen hatte, von wegen, daß ich ja zum Lügen quasi gezwungen sei und so, hätte die ganze Sache nur noch schlimmer gemacht. Ich versuchte es trotzdem. Aber Mama war nicht in der Stimmung, mir zuzuhören.

»Wir reden morgen darüber«, zischte sie und gab mir einen kleinen Schubs. Ich trollte mich in mein Zimmer und fühlte mich echt mies. Und dabei war ich meinem Ziel keinen einzigen Schritt näher gekommen. So viel Ärger für gar nichts war kaum auszuhalten.

9.

Das Gespräch, das Mama am nächsten Morgen mit mir führte – sie schmiß mich dafür extra eine halbe Stunde früher aus dem Bett –, verdiente diesen Namen gar nicht.

»Jetzt reicht's wirklich!« Mama sah unglaublich böse aus. »Da reicht man dir den kleinen Finger ...«

Was meinte sie denn jetzt wieder damit? Mir hatte niemand auch nur den Schnipsel eines Fingernagels gereicht. Außerdem verstand ich nicht wirklich, was Mama so wütend machte.

»Du wirst dich bis zur Klassenfahrt nicht mehr aus dem Haus rühren, außer zur Schule.«

»Aber die Klassenfahrt ist erst in einer halben Ewigkeit!« rief ich aus.

»In zwei Wochen genau. Und wenn du dir bis dahin noch irgend etwas zuschulden kommen läßt, fährst du nicht mit. Hast du du verstanden?«

Nein, hatte ich nicht. Mal ganz ehrlich, was hatte ich denn schon groß angestellt? Im Grunde doch gar nichts. Und dafür bekam ich Hausarrest, bis der Meteorit die Erde erwischte.

Und nicht nur das. In ihrer schlaflosen Nacht hatte Mama sich eine Menge anderer Gemeinheiten für mich ausgedacht. Für die Dauer meines Gefängnisaufenthaltes mußte ich die Spülmaschine ausräumen, die Waschbecken schrubben und die Treppe putzen. Außerdem die Garage aufräumen und die Wäsche aufhängen.

»Ist das alles?« erkundigte ich mich ironisch.

»Mir wird schon noch mehr einfallen«, sagte Mama. Sie hatte nicht die Spur Humor. Sie ging sogar so weit, daß sie bei Jens' Eltern anrief und denen von der ganzen Geschichte erzählte, von wegen Pornofilm ausgeliehen und von der Polizei nach Hause gebracht. Das fanden Jens' Eltern nicht weiter schlimm, richtig sauer waren sie, weil wir Jens' Fahrrad und das Rad seiner Mutter vor dem Videoladen hatten stehenlassen. Als Jens am nächsten Morgen kam, um sie abzuholen, waren sie leider gestohlen worden. Jens bekam ebenfalls Hausarrest aufgebrummt, allerdings nur eine Woche.

Die Tage im Gefängnis waren nicht besonders erbaulich. Mama kniff auf höchst unangenehme Weise die Lippen zusammen, wenn sie mich ansah, und sie schüttelte praktisch den ganzen Tag lang den Kopf, als könne sie nicht fassen, was für eine fürchterlich mißratene Tochter sie habe.

Als Papa anrief, um das nächste Papa-Wochenende zu planen, erzählte Mama ihm haarklein, daß ich die Schule geschwänzt, einen Klassenraum demoliert, einen Pornofilm ausgeliehen und sie mehrfach auf das hinterhältigste angelogen habe. Wenn man das so hörte, konnte man glauben, ich stünde kurz vor der Einweisung in ein Erziehungsheim.

»Sieh mal, Lisa«, sagte Papa, als ich ihn dann an der Strippe hatte. »Ich habe auch mal Marihuana geraucht, als ich jung war, aber heute weiß ich, daß ich mich damals nur von falschen Freunden habe beeinflussen lassen.«

»Papa, ich habe kein Marihuana geraucht!« Völlig plemplem, diese Alten.

»Ach, was weiß ich, wie diese modernen Drogen heute heißen. Was ich damit nur sagen will, ist, daß du nichts tun sollst, was du eigentlich nicht tun willst! Du darfst dir von niemandem in dein Leben reinreden lassen.«

Jetzt reichte es mir aber zur Abwechslung mal. »Ihr spinnt doch total«, rief ich. »Die einzigen, die mir in mein Leben reinreden, seid doch ihr. Das Papa-Wochenende ist gestrichen!« Und damit knallte ich den Hörer auf.

Mama schüttelte immer wieder nur den Kopf. Meine Güte noch mal, was hätte sie wohl gemacht, wenn ich wirkliche Probleme gehabt hätte, tatsächlich Drogen nähme oder magersüchtig wäre oder ein notorischer Ladendieb oder alles auf einmal?

»Hast du nie mal was angestellt?« fragte ich Anna. »Schule geschwänzt und so?«

»O doch«, sagte Anna. »In der Elf habe ich grundsätzlich nach der vierten Stunde blaugemacht. Wir sind dann mit dem Bus in die Stadt gefahren, schwarz versteht sich, und haben dort geklaut wie die Raben. Für den Fall, daß wir ertappt worden wären, hatten wir einen gefälschten Schülerausweis in der Tasche.«

»Ist nicht wahr!« Die brave Anna und schwänzen, stehlen, schwarzfahren und Ausweise fälschen? Niemals! »Und wieso habe ich davon nie was gemerkt? Du mußt Hausarrest bis zwei Tage nach deinem Tod bekommen haben!«

»Ich habe mich eben nicht erwischen lassen.« Anna

machte ein hochmütiges Gesicht. Dann aber schien sie sich auf ihre Vorbildfunktion als ältere Schwester zu besinnen. »Abgesehen davon war es natürlich dumm, so was zu machen. Ich hab's nur gemacht, weil ich durch die Scheidung von Mama und Papa in einem seelischen Ungleichgewicht war. Ich hätte mir meine ganze Zukunft verbauen können. Glücklicherweise habe ich rechtzeitig den Absprung geschafft. Und das solltest du auch tun.«

Blablabla, die heilige Anna war wieder da.

Es war fürchterlich, nicht mehr am öffentlichen Leben teilhaben zu können. *Die Falschen Fünfziger* probten ohne mich, auf die Idee, aus Solidaritätsgründen die Probe ausfallen zu lassen, kamen sie natürlich nicht. Kati kam mich zweimal besuchen, Valerie einmal und Leni überhaupt nicht. Kati und Valerie sagten, daß sie die meiste Zeit mit Jennifer zusammen war – ihr Pech. Schlimm war nur, daß Kati und Valerie Leni erzählt hatten, daß ich in Konstantin verknallt war – ganz im Vertrauen, versteht sich, aber Leni hatte es natürlich an Jennifer weitergegeben. Sie grinste nämlich immer so vielsagend, und einmal in der Pause sah ich sie ganz lange mit Konstantin sprechen. Mindestens eine Minute oder so. Es war zum Verzweifeln. Und obwohl ich danach ganz nah an Konstantin vorbeiging, schien er mich überhaupt nicht zu bemerken.

Ich folgte ihm bis zum Schwarzen Brett, wo er einen großen Zettel anheftete. Darauf stand, daß ab sofort immer mittwochnachmittags für die Klassen 8, 9 und 10 eine Trambolin-AG in der Turnhalle stattfände, Leitung: Konstantin Drücker.

Der Wahnsinn – der Mann konnte nicht nur Mathe, sondern auch noch Trambolinspringen. Ich mußte natürlich um jeden Preis in diese AG.

Aber Mama blieb knochenhart. »Das sehen wir, wenn dein Hausarrest vorbei ist«, sagte sie.

»Aber Mama, das ist eine AG, da geht niemand freiwillig hin, es ist die reinste Strafe. Bitte, bitte, laß mich doch gehen!«

»Nein«, sagte Mama. »Das hättest du dir alles früher überlegen müssen. Jetzt kannst du auch mal die Konsequenzen tragen.«

»Du zerstörst mein Leben!« Obwohl es bei Mama überhaupt nichts bringt, fing ich an zu heulen, nicht, um ihr Herz zu erweichen, sondern weil ich echt traurig war.

Aber es half nichts. Die Trambolin-AG mußte ohne mich stattfinden. Dafür aber mit – na, wem wohl? – Jennifer und Leni. Kati und Valerie erzählten mir, daß unsere tolle Klassensprecherin sich extra einen neuen Gymnastikanzug gekauft habe, hauteng und schwarz. Ich hielt es zu Hause kaum aus. Es fehlte nicht viel, und ich hätte mein Tamagotchi wiederbelebt, dabei hatte ich es schon vor Monaten mit voller Absicht verhungern lassen. Aber niemanden interessierte, wie es in mir aussah. Außer vielleicht Jens.

Er konnte mich leider nicht besuchen kommen, da er ebenfalls Hausarrest hatte, schlimmer noch, er mußte jeden Abend mit seinem Vater zusammen in dessen Hobbykeller Flugzeugmodelle aus Sperrholz basteln. Trotz dieser besonderen Folter vergaß er mich nicht und rief zweimal an, um zu fragen, wie es mir ginge. Dabei verhielt er sich taktisch äußerst klug.

»Sissi, da ist ein Herr Jost am Telefon«, sagte meine Mutter und hielt mir den Hörer hin. »Von irgendeiner Gesellschaft.«

Ich kannte keinen Herrn Jost, ich nahm wieder nur das Schlimmste an – jemand von der I.G.g.d.A.v.H.i.S., der Internationalen Gesellschaft gegen das Abschreiben von Hausaufgaben im Schulbus, oder ein Mitglied der Kommission gegen den Gebrauch schlimmer Worte im Alltag, K.g.d.G.s.W.i.A., ich rechnete mit allem. Aber es war nur Jens, der unter falschem Namen angerufen hatte, damit meine Mutter nicht sofort wieder auflegte. Man konnte ja nie wissen.

»Wie geht es dir?«

»Na, wie schon«, sagte ich. »Ich bekomme langsam Thrombosen und so was.«

»Du meinst Neurosen.«

»Nein, Thrombosen. Das sind die Dinger, die man kriegt, wenn man sich nicht bewegen darf! Und ich dürfte hier nicht mal raus, wenn das Haus abbrennen würde.«

»Ich jedenfalls bekomme Neurosen, wenn ich noch ein einziges beschissenes Modellflugzeug sehe«, sagte Jens. »Gott sei Dank habe ich nur noch zwei Tage abzusitzen!«

Der hatte es vielleicht gut! »Ich muß hier noch bis zur Klassenfahrt ausharren! Und ob ich mitfahre, das will meine Mutter erst in allerletzter Sekunde entscheiden, hat sie gesagt!«

»O weia, da kommt meine Mutter vom Einkaufen zurück. Wir sehen uns morgen in der Schule. Bye.«

»Bye«, seufzte ich. Schade, daß man diese Entjungferungsgeschichte nicht durchs Telefon hinter sich bringen konnte. Denn hier in der Isolationshaft hatte ich keine Chance auf Körperkontakt.

Obwohl – da war ja immer noch Herr Mann, mein Klavierlehrer. Er kam Freitagnachmittag ins Haus. Weil das mit Jens doch nicht geklappt hatte, war er meine fast allerletzte Rettung, danach blieb mir nur noch Jörg-Thomas oder ein Sprung von der Autobahnbrücke. Herr Mann war ein netter Kerl, ein bißchen zu alt für mich, irgendwo zwischen dreißig und vierzig und nicht so gut konserviert wie dereinst Anton, der Skilehrer. Aber ich wollte Herrn Mann ja schließlich nicht heiraten, ich wollte nur, daß er mich entjungferte. Obwohl – wenn ich ihn mir so von der Seite ansah –, mein Typ war er wirklich nicht. Vollbärtig, Bart und Haupthaar rot-grau gescheckt, Nickelbrille und eine ziemlich fleischige Nase. Egal, ich mußte halt an Konstantin denken und die Zähne zusammenbeißen.

»Herr Mann, wie heißen Sie eigentlich mit Vornamen?« fragte ich. Ich fand, für ein Gespräch auf einer so intimen Ebene mußte man zumindest den vollen Namen voneinander kennen.

Herr Mann wurde ein bißchen rot.

»Herr Mann«, murmelte er.

»Nein, ich meine Ihren Vornamen«, sagte ich. Herrgott noch mal, war der aber verklemmt.

»Herr Mann *ist* mein Vorname«, sagte Herr Mann.

Jetzt kapierte ich allmählich: Hermann! Herr Mann heißt Hermann mit Vornamen. Was sich seine Eltern bloß dabei gedacht haben! »Ach so«, murmelte ich. »Hermann, ähm, Herr Mann.« – Das war wirklich verwirrend! – »Ähm, waren Sie eigentlich schon mal verliebt?«

Herr Mann nickte. »Schon öfter. Jaja.«

»Waren Sie auch schon mal in eine Jungfrau verliebt?« Ich hatte keine Zeit zu verlieren, Herr Mann blieb immer nur eine Dreiviertelstunde.

Herr Mann machte ein nachdenkliches Gesicht. Nach einer Weile meinte er dann: »Nein, ich glaube nicht. Bis jetzt waren es fast immer Schützen, eine Waage und ein Wassermann. Und ein Krebs. Aber keine Jungfrau.«

Haha, sehr witzig! Oder war das etwa ernst gemeint? Ich blinzelte ihn mißtrauisch von der Seite an.

»Seit wann interessierst du dich denn für Horoskope, Sissi?« Er *hatte* es ernst gemeint. Hätte ich mir gleich denken sollen. Zwecklos, Herrn Mann etwas durch die Blume zu fragen. Ich entschied mich einmal mehr für die direkte Methode.

»Herr Mann, wenn ich Sie ganz lieb bitten würde, würden Sie mich dann ...« Halt, das ging einfach nicht. So was konnte man einen Mann nicht fragen, unmöglich!

»Ja?«

»Also, würden Sie mir dann noch einmal diesen Chopin-Walzer vorspielen?« ergänzte ich ohne jeden Elan. Was nicht geht, geht eben nicht. Ich strich Herrn Mann von meiner Liste. Es hätte einfach nicht funktioniert.

In diesem Jahr fielen mehrere Festtage der Familie auf ein und dasselbe Wochenende. Omas einundsechzigster Geburtstag, Opas siebenter Todestag, Uroma Ruths vierundneunzigster Geburtstag und Onkel Heinrichs dritter Herzinfarkt. Außerdem hatte Anna eine angeblich besonders schwierige Klausur bestanden, Oma das Tennisclubturnier im Seniorinneneinzel gewonnen und Jörg-Thomas offiziell seinen Doktortitel erhalten. Oma beschloß daher, aus vielfältigen Gründen eine rauschende Party zu geben.

Wenn Oma eine rauschende Party gibt, sieht das in etwa so aus: Wir, Mama, Anna und ich und alle anderen weiblichen Anverwandten, backen tagelang Kuchen und schleppen diese am Tag X zu Omas Haus. Hier wartet sie schon mit einem leicht irren Blick unter den frisch gefärbten Wimpern und treibt uns zu weiteren Taten an. Alle Tische im Haus werden auf die maximale Länge getrimmt und zu einer Tafel quer durch Wohn- und Eßzimmer aufgebaut, die Oma mit allen weißen Tischdekken behängt, die sie auftreiben kann.

Und dann requiriert sie Stühle. Unsere Küchenstühle, Hocker, Klavierschemel, Gartenmöbel reichen gerade mal für ein Zehntel unserer Verwandten. So ist es immer, und so war es auch diesmal. Trotzdem tat Oma so, als könne sie es gar nicht fassen.

»Lieber Himmel! Wir haben viel zu wenig Stühle! O Gott, o Gott!« Und dann, als wäre der Einfall völlig neu und spontan, drehte sie sich zu uns um und sagte: »Kinder, ihr müßt in der Nachbarschaft herumfragen. Wenn die hören, daß es für eure Oma ist, geben sie gerne ihre Stühle her.«

Es war immer das gleiche, wir, also Anna und ich, durften uns bei den Nachbarn zum Narren machen. »Entschuldigen Sie, wir sind die Enkel von Frau Mattis aus 25 a. Sie bittet sie, ihr für eine Familienfeier ein paar Stühle zu leihen, wenn es möglich ist.« Peinlich!

Diesmal war es besonders peinlich. Zuerst war ich ganz

froh, mal zur Abwechslung wieder draußen zu sein. Ich hopste sogar übermütig auf einem Bein von Haus zu Haus.

»Scheint dir ja Spaß zu machen«, knurrte Anna. »Vielleicht solltest du ohne mich weitergehen.«

»Kommt gar nicht in Frage«, sagte ich gutgelaunt und sah auf meine Liste. Diese Müllers gleich nebenan wollten vier Stühle rausrücken, Petermanns auch, und der dicke Mann mit Glatze würde sechs Gartenstühle vorbeibringen. Ellerbergs hatten nur Biertische und -bänke und die Leute aus dem blauen Haus an der Ecke nur Philip-Stark-Designerstühle, die sie prinzipiell nicht ausliehen. Wir brauchten also noch mindestens fünfzehn Stühle.

Und jetzt hatten wir wirklich Pech. In Nummer 11 bis 7 machte uns keiner auf, bei Nummer 5 nur ein kleiner Junge, der zwar sofort alle Stühle herausgeben wollte, aber leider allein zu Hause war. Die geraden Hausnummern gegenüber befanden sich erst im Rohbau und waren noch unbewohnt. Nummer 11 bis 7 waren stuhlreiche Familien, hier waren wir bisher immer fündig geworden, so aber mußten wir weiter in Galaxien vordringen, die nie ein Stühlesammler zuvor gesehen hatte. Die Leute in Nummer 3 waren nett, sie kannten Oma zwar überhaupt nicht, erklärten sich aber spontan bereit, sieben ihrer Stühle dort vorbeizubringen.

»Fehlen immer noch acht«, sagte Anna. »Ich hasse diesen Job. Wahrscheinlich müssen wir heute noch sämtliche Querstraßen abklappern.«

Ich hopste fröhlich weiter, nicht ahnend, daß mir das Hopsen bald gründlich vergehen würde. Anna drückte die Klinke des Gartentörchens zu Nummer 1 herab, und ich meinte zuversichtlich: »Hier gibt es bestimmt alle acht auf einmal. Laß mich nur machen.«

Die Tür öffnete sich.

»Guten Tag, wir sind die Enkelinnen von Frau Mattis aus Nummer 25 a. Wir ...«

Jetzt erst sah ich, mit wem ich sprach. Vor mir stand tatsächlich und ungelogen Konstantin, Konstantin Drükker, und starrte mich ziemlich verblüfft an. Wahrscheinlich hielt er mich spätestens jetzt für komplett bescheuert. Da stand ich einfach so vor seiner Tür und bettelte um Stühle für meine Oma! Oh, wie schrecklich, wie fürchterlich, wie unbeschreiblich peinlich! Ich war keines Wortes mehr fähig.

»Hmpf«, machte ich und fiel leider nicht tot um.

»Unsere Oma braucht ein paar Stühle für eine Familienfeier, ihre eigenen reichen nicht. Und da wollten wir fragen, ob ihr uns vielleicht ein paar leihen könnt«, sagte Anna neben mir. »Sind deine Eltern zu Hause?«

Mein Gehirn hatte eine Art Schutzwall um mich errichtet, wahrscheinlich, um mich vor dem Wahnsinn zu beschützen, der einen nach erlittener Peinlichkeit ersten Grades erfassen kann. Ich nahm meine Umgebung nur noch wie durch einen Glaskasten wahr, sah, daß Konstantin wortlos verschwand und wenig später eine Frau erschien, vermutlich seine Mutter. Sie war sehr freundlich und versprach Anna, daß ihre beiden Söhne sogleich acht Eßzimmerstühle vorbeibringen würden. Ich in meinem Glaskasten beschloß, mich für den Rest des Tages auf dem Klo einzuschließen, um jeder weiteren Begegnung mit Konstantin vorzubeugen.

»Wiedersehen«, sagte die Frau freundlich, und ich wollte

das gleiche sagen. Statt dessen kam wieder nur ein »Hmpf« aus mir heraus. Am liebsten wäre ich auf der Stelle in ein anderes Sonnensystem gezogen.

»Komm schon«, zischte Anna und zog mich mit sich.

Ein Gutes hatte mein traumatisches Erlebnis immerhin: Ich nahm die Familienfeier auch nur durch diesen imaginären Glaskasten wahr, alle Geräusche, das Stimmengewirr und vor allem Tante Julias durchdringendes Lachen konnten mich nur durch einen angenehm dämpfenden Filter erreichen. Ich war wie in einer anderen, einer eigenen Welt. Ich saß auf einem der Eßzimmerstühle aus Nummer 1, die Konstantin und Simon vorbeigebracht hatten – Anna hatte ihnen die Tür öffnen müssen, ich hatte mich, wie beschlossen, auf dem Klo in Sicherheit gebracht, schwieg und ernährte mich allein von der Hoffnung, daß dies der Stuhl sei, auf dem Konstantin sonst immer saß.

Erst am Abend, als man von Kaffee und Kuchen unvermittelt zu Gulaschsuppe, Brot und Kartoffelsalat übergegangen war, löste sich mein Glaskasten sanft in nichts auf. Sofort schrillte Tante Julias Gelächter an mein Ohr, und ich roch ihren Gebißreiniger. Da wußte ich, ich war wieder zu den Lebenden zurückgekehrt.

Gemeinsam mit Anna und Jörg-Thomas entließen wir dessen Labormäuse, denen er seinen Doktortitel zu verdanken hatte, in die Freiheit. Sie waren weiß und putzmunter, trotz der mysteriösen Dinge, die Jörg-Thomas mit ihnen angestellt hatte. Etwas wehmütig öffnete er den Käfig.

»Lebt wohl, ihr kleinen Mäuschen«, sagte er und verabschiedete jede einzelne namentlich. Fritz, Willi, Kunigunde, eine hieß sogar Anna. Die Mäuse schnupperten am Ausgang herum, dann verließ eine nach der anderen ihr Gefängnis und verschwand in der Hecke.

Jörg-Thomas wischte sich eine Träne aus dem Augenwinkel. »Wenigstens ihre letzten Lebensmonate werden sie in Freiheit verbringen.«

Leider hatte er unrecht. Keine zehn Minuten später kam Omas Kater Wanja angesprungen und legte eine weiße Maus auf die Fußmatte vor der Terrassentür. Sie war mausetot.

»Oh, das ist Elfriede«, rief Jörg-Thomas und fügte etwas gedämpfter hinzu: »Glaube ich jedenfalls.«

Kater Wanja war schon wieder auf dem Weg zur Hekke. Er hatte offenbar ein Faible für weiße Mäuse entwikkelt.

Jörg-Thomas und ich folgten ihm schreiend und in die Hände klatschend durch den Garten. Es gelang uns schließlich, ihn einzufangen und in Omas Gästezimmer zu sperren. Ein paar Stunden später würden die Mäuse sich sicher verkrümelt haben. Jörg-Thomas begrub die tote Maus unter Omas Flieder und erging sich in Selbstvorwürfen.

»Alle Mäuse leben gefährlich«, versuchte ich ihn zu trösten. »Das ist eben der Preis der Freiheit.« Manchmal fand ich einfach irrsinnig passende Worte. Und so bedeutend!

»Meinst du wirklich?« Jörg-Thomas sah schon weniger bekümmert aus.

»Ja, ganz bestimmt«, sagte ich, und da waren wir uns für einen Moment so nah, wie ich es nie für möglich gehalten hatte. Ich beschloß, diesen seltenen, beinahe magischen Moment zu nutzen.

»Mal was ganz anderes, Jörg-Thomas. Ich hab' da ein – ähm, biologisches Problem und bräuchte deine Hilfe.«

Jörg-Thomas sah mich voller Erwartung an. »Jederzeit«, sagte er ritterlich.

»Auch wenn du es im Leben nicht vermuten würdest, ich bin leider immer noch Jungfrau«, erklärte ich ihm. Deutliche Ereignisse erfordern eine deutliche Sprache. Ich wollte nämlich nicht, daß es mir am Ende mit Jörg-Thomas so gehen würde wie mit Jens. »Diesen Zustand würde ich gerne ändern. So bis nächsten Dienstag. Meinst du, du könntest mir dabei behilflich sein?«

»Ähm«, machte Jörg-Thomas. Meine Sprache war noch nicht deutlich genug gewesen.

»Ich möchte nicht, daß du mir etwas erklärst oder so, ich möchte, daß du es mit mir tust. Von mir aus jetzt gleich.«

»Ähm«, sagte Jörg-Thomas wieder. Jetzt hatte er verstanden. »Also, das ist ein nettes Angebot, echt, und ich würde es auch gerne annehmen, aber ich bin ja, wie du weißt, mit Anna zusammen, und die würde das sicher nicht so gerne sehen.«

»Aber es ist doch rein biologisch«, sagte ich. »Da hätte sie bestimmt nichts dagegen.«

Jörg-Thomas räusperte sich eine kleine Weile lang. »Sissi, das ist niemals rein biologisch, das kannst du mir wirklich glauben. Und daher ist es wichtig, daß es du gerade beim ersten Mal mit jemandem tust, den du liebst und der dich liebt.«

Ja, aber das war doch gerade das Problem, verdammt!

Solange ich es nicht getan hatte, würde ich es niemals mit Konstantin tun können – war das denn so schwer zu verstehen? Aber ich sah schon, mit Jörg-Thomas würde das im Leben nicht hinhauen, er war einfach nicht der Richtige dafür.

»Immerhin, danke, daß du darüber nachgedacht hast«, sagte ich.

So kam es, daß ich am nächsten Dienstag immer noch Jungfrau war, als ich zu meiner Nachhilfestunde mußte. Eine Jungfrau, die bei Konstantin um Stühle gebettelt hatte – am liebsten wäre ich zu Hause geblieben. Aber Mama nahm mir meine Magenverstimmung nicht ab, sie fuhr mich mit der Miene eines Leichenbestatters zur Schule und setzte mich dort ab.

»Keine faulen Tricks, oder ich bringe dich bis vor den Klassenraum«, sagte sie noch. Sie konnte wirklich unglaublich gemein sein.

Konstantin verlor kein Wort über die Stuhlstory, so als wäre sie überhaupt nie passiert. Um so länger hielt er sich aber bei meinem vergessenen Übungsblatt auf. Dabei hatte ich es *echt* vergessen. Ich wußte nicht mal, daß ich überhaupt so ein Ding bekommen hatte! Aber das wollte Konstantin mir aus unverständlichen Gründen nicht glauben.

»Du bist ein hoffnungsloser Fall«, sagte er. »Was Dümmeres ist mir noch nie untergekommen.«

Ich sagte nichts dazu. Jedem anderen außer Konstantin hätte ich für eine solche Bemerkung eine gelangt. Aber bei Konstantin klang es beinahe nett, zumindest aber besorgt, und Sorge ist gleichzusetzen mit Zuneigung.

Eine kleine Weile dachte ich sogar darüber nach, ob ich wohl tatsächlich dumm sein könnte, aber diesen Gedanken verwarf ich schnell wieder. Eigentlich war ich mir sicher, daß es kaum eine klügere Person gab als mich.

Konstantin löste dann wie immer einige Gleichungen mit drei Unbekannten für mich, und ich verstand wie immer nur Bahnhof. Trotzdem war es wie immer schön, seinen Duft nach nichts einzuatmen und so nah bei ihm zu sitzen. Allerdings stand diese Stunde unter keinem guten Stern.

Als sie fast um war, fragte Konstantin plötzlich wie aus heiterem Himmel: »Sag mal, Jennifer Jürgens, die ist doch bei euch in der Klasse, oder?«

Ich nickte überrascht.

»Kennst du die was näher?« wollte Konstantin wissen.

Ich nickte wieder. Das durfte doch nicht wahr sein! Konstantin hatte echt Interesse an dieser Schnepfe.

»Wie ist denn die so? Ich frag' nur, weil die ist jetzt auch in meiner Trampolin-AG.«

»Hmpf«, sagte ich, plötzlich von echtem Haß erfüllt.

»Weißt du, ob sie einen Freund hat?«

Ich sagte nichts mehr. Frag sie doch selber, du Blödmann! Das fehlte noch, daß ausgerechnet ich dich mit meiner besten Feindin verkuppele.

Konstantin sah mich abwartend an.

»Soviel ich weiß, ist sie noch mit dem Musiklehrer von ihrer alten Schule zusammen«, sagte ich und stand abrupt auf. »Mir ist todschlecht, ich muß nach Hause. Hier, dein Geld. Und tschüß.«

Vor der Tür hätte ich tatsächlich beinahe gekotzt, so sehr war mir diese Sache auf den Magen geschlagen. Ich konnte auch nicht laufen, weil meine Knie richtig weich waren. Mühsam schleppte ich mich aus dem Schulgebäude. Mama wartete glücklicherweise schon in der Wendeschleife.

»Na, wie war's?«

Ich sagte nichts. So beschissen wie ich mich fühlte, blieb mir nichts als mein Genie. Auf der Heimfahrt dichtete ich eine neue Strophe für meinen Rap, die mir aus dem Herzen sprach.

Ich will mit dir allein sein,
hau Jennifer die Fresse ein!

10.

Rechtzeitig für die Klassenfahrt nach Berlin hob Mama den Stubenarrest auf. Ich war wieder frei.

»Aber nur auf Bewährung«, sagte Mama. »Eine einzige Dummheit, und du kommst hier erst wieder zu deiner Pensionierung raus.«

Es stellte sich als gar nicht so einfach heraus, den Dummheiten aus dem Weg zu gehen, wie sehr ich mich auch bemühte. Schon auf der Zugfahrt fing es an, schwierig zu werden. Das Gürteltier und der Alke fuhren mit nach Berlin, und natürlich wollte niemand freiwillig mit dem Alke in ein Abteil. Also hatte das Gürteltier uns die reservierten Plätze per Los zugeteilt.

Wie es das Schicksal wollte, kam ich mit Meinrad Sost, dem Nebelding, Kati, Jens und dem Gürteltier höchstselbst in ein Abteil. Es war zuerst ganz lustig. Das Gürteltier war gut gelaunt und erzählte uns Streiche aus ihrer Jugend. Einmal zum Beispiel hatten sie die Schafe des Nachbarn vor der Schur blau angestrichen, und als der Nachbar sich beschwerte, steckten sie eine Kartoffel in seinen Auspuff. Das Auto explodierte.

Selbst wenn man die Hälfte als dazugedichtet bewertete, blieb immer noch genug übrig, um sagen zu können, daß die Jugend von damals viel, viel schlimmer war als wir heute. Aber als ich das sagte, da meinte das Gürteltier doch allen Ernstes, daß *sie* wenigstens niemals einen Mitschüler durch eine Wand geschubst habe.

»In Ihrer Schule waren die Wände auch sicher noch aus Stein«, erwiderte ich, und da lachte das Gürteltier laut.

Als es wenig später für ein paar Minuten verschwand, holte Meinrad eine Tafel Schokolade aus seiner Tasche. Jedenfalls dachte ich im ersten Augenblick, es sei Schokolade.

»Schaut mal, was ich hier habe«, sagte er. »Echter grüner Afghane.«

»Grüner Afghane?« wiederholte Jens.

Meinrad war sofort verunsichert. »Oder schwarzer Afghane. Oder brauner Afghane. Auf jeden Fall erstklassiger Stoff. Seht mal, und so viel!«

Er hielt die vermeintliche Schokoladentafel hoch. Jetzt sah auch ich, daß es keine Schokolade war. Es war grünbräunlich, ein dicker Block aus gepreßten Fasern. Es roch eigentümlich würzig. »Was ist denn das?«

»Hasch«, erklärte der wie immer allwissende Jens. »In rauhen Mengen. Sag mal, dafür mußt du ja ein Vermögen ausgegeben haben, Meinrad.«

»Nee«, strahlte Meinrad. »Gar nix hab' ich ausgegeben. Ich hab' 'ne Tante, die ist noch voll auf der Sechziger-Jahre-Schiene. Sie lebt mit ihrem Mann und einem Haufen Kinder auf dem Land und erstellt Horoskope für alle möglichen Leute. Die lassen 'ne Menge Geld dafür springen, voll cool. Dabei ist das alles nur erlogen, sagt sie selber. Außerdem bauen sie dort Marihuana an. Im Garten. Die rauchen den ganzen Tag ihr Pfeifchen und so, voll cool. Und die Typen, die da rumlaufen, die sehen noch original so aus wie in den Sechzigern. Nur daß manche schon keine Zähne mehr haben. Und kaum noch Haare. Aber die wenigen, die sie noch haben, reichen bis zum Hintern.«

»Das Zeug ist aus eigenem Anbau?« fragte Jens.

»Nee. Das hab' ich von so einem zahnlosen Typ gekriegt. Ey, wenn du unbedingt Drogen ausprobieren willst, dann nimm das hier, hat er gesagt. Alles andere ist voll die Scheiße.«

»Das ist doch genauso Scheiße«, meinte Jens. »Außerdem ist das so viel, das kannst du ja im Leben nicht aufrauchen. Der Typ mußte ja Geld haben wie Heu.«

»Hatte der auch. Und voll den Durchblick. Der sagt, Pillen und so sind voll scheiße, soll man gar nicht erst mit anfangen. Das hat der mir sozusagen aus sozialem Interesse gegeben, versteht ihr? Damit ich keine Dummheiten mache.«

»Haha«, höhnte Jens.

»Ich geb' euch allen was ab«, versprach Meinrad. »Ich hab' hier auch ein echtes Pfeifchen. Ebenfalls geschenkt gekriegt. Von meiner Tante. Original aus Indien.«

Er hielt einen kleinen Gegenstand aus Stein in die Luft.

»Zeig mal«, sagte ich neugierig, und Meinrad reichte es mir herüber. Das Pfeifchen war richtig schwer. Es war flach, trapezförmig und hatte eine winzige Öffnung an der schmalen Seite, die durch den Stein zu einer kreisförmigen Vertiefung an der breiten Seite führte.

»Da kommt das Zeug rein, kleingekrümelt. Dann zündet man es an und nimmt einen tiefen Zug«, klärte uns Meinrad auf. »Und schon ist man im Paradies.«

»Echt?« fragte Kati. »Kriegt man davon keine Löcher im Gehirn und Leberschäden und so?«

»Nee, davon nicht«, versprach Meinrad. Da kam das Gürteltier auch schon zurück, und Meinrad ließ seinen Afghanen blitzschnell wieder im Rucksack verschwinden. Ich steckte mir das verräterische Pfeifchen in die Tasche.

Bis das Gürteltier das nächste Mal in einem anderen Abteil nach dem Rechten sah, verging eine gute halbe Stunde, in der wir fast nichts sagten, sondern bloß bedeutungsvolle Blicke austauschten. Es gibt doch Schöneres als ein richtiges Geheimnis. Endlich verschwand das Gürteltier wieder.

»Sobald wir in der Jugendherberge sind, geht es los«, sagte Meinrad. »Ihr kriegt alle was davon ab, aber zu keinem anderen ein Wort, versprochen?«

Wir versprachen hoch und heilig, in dieser Sache dichtzuhalten.

»Und du bist wirklich sicher, daß man dabei keine Schäden davonträgt?« fragte Kati noch einmal. »Nicht mal Pickel oder so was?«

»Ganz sicher«, sagte Meinrad. »Aber es bleibt unter uns, unter uns fünfen.«

»Ja, ja«, schworen wir wieder, als sich die Tür öffnete und Jennifer hereinkam.

»O Mann«, stöhnte sie. »Ich sitze in in einem Abteil mit Simon und dem Alke. Da stinkt es vielleicht, sag' ich euch.«

»Jedem, was er verdient«, bemerkte ich. Jennifer ließ sich ungerührt auf den freien Platz plumpsen.

»Und was gibt es bei euch Neues?«

»Gar nichts«, beteuerten wir, getreu unserem Schwur,

aber Meinrad hatte nichts Besseres zu tun, als sofort seinen grünen Afghanen auszupacken und ihn Jennifer unter die Nase zu halten. Sie schien sofort zu wissen, worum es sich hierbei handelte.

»Wahnsinn, so viel. Das Zeug wird grammweise verkauft!«

»Ich weiß«, sagte Meinrad stolz. »Aber ich hab' da so meine Beziehungen. Wir ziehen uns das Zeug heute nacht rein, willst du mitmachen?«

»Wie wollt ihr das denn machen? Zigaretten drehen? In den Tee krümeln?« Jennifer schien sich echt auszukennen.

»Wir haben ein Profipfeifchen«, strahlte Meinrad. Ich holte das Ding aus meiner Tasche. Jennifer nahm es und warf einen flüchtigen Blick darauf.

»Wo ist denn der Filter?«

»Filter?« Meinrad schaute doof aus der Wäsche.

»Klar, das geht nicht ohne Filter. Meistens schraubt man das Sieb oben aus den Wasserhähnen raus, das ist ein prima Filter«, sagte Jennifer, und mir war schlagartig klar, warum in der Mädchentoilette an unsere Schule fast alle Siebe fehlten. Nicht wegen Jennifer natürlich, sondern wegen all der anderen, die das ebenfalls wußten und das Zeug rauchten. Die Welt war ja so schlecht.

Meinrad sah Jennifer bewundernd an. »Hast du das denn schon mal gemacht?«

»Klar«, meinte Jennifer lässig. »Mehr als einmal.«

»Dann kannst du uns ja zeigen, wie es geht.«

»Kann ich«, sagte Jennifer. »Aber einige von euch müßten dazu erst mal lernen, wie man auf Lunge raucht.«

»Ich rauche nicht«, erklärte Jens kategorisch.

»Ich auch nicht«, stimmte ich ein. Ich fand Rauchen widerlich. Es sah schon so dämlich aus.

»Tja, dann scheidet ihr leider aus«, sagte Jennifer hämisch.

Ich hätte ihr am liebsten eine gelangt, aber da kam das Gürteltier schon wieder und forderte seinen Platz zurück.

Das Jugendhotel, in welchem wir abstiegen, lag direkt am Wannsee, Ewigkeiten von der Innenstadt entfernt, aber in ziemlich idyllischer Umgebung. Es gab Viererzimmer, jeweils zwei mit einem Bad verbunden, richtig luxuriös für eine Jugendherberge. Leni, Kati, Valerie und ich schliefen natürlich in einem Zimmer, aber hinter meinem Rücken hatte man beschlossen, auch Jennifer aufzunehmen, weshalb es ein wenig eng wurde. Sie schlief auf einer eigens für sie requirierten Matratze auf dem Fußboden, hatte einen saublöden Teddybären dabei und trug ein ebenso saublödes Nachthemd mit der Aufschrift: »Kiss the day goodbye«.

Wir Mädchen wohnten im ersten Stock, unsere Jungs im zweiten. Es gab keine Probleme, hinauf oder herunter zu kommen, keinen Stacheldraht, keine Alarmanlage, gar nichts. Aber der Alke und das Gürteltier hatten Besuche aus dem ersten im zweiten Stock oder umgekehrt nach elf Uhr abends strengstens untersagt. Dabei wurde es doch erst dann so richtig interessant. Ich weiß auch nicht, wieso man auf Klassenfahrten überhaupt keinen Schlaf braucht, aber es ist nun mal so. Ein Naturgesetz, schätze ich. Die einzigen, die müde werden, sind die Lehrer. Man muß nur lange genug warten.

Und das taten wir. Um Viertel vor eins schlichen wir

fünf Mädchen uns leise wie die Mäuse an Gürteltiers Einzelzimmer vorbei die Treppe hinauf. Wegen der Sache mit dem grün-braunen Afghanen waren wir mit den anderen in Meinrads Zimmer verabredet. Meinrad, das alte Plappermaul, hatte natürlich seinen Mund nicht halten können und die halbe Klasse eingeweiht. Mindestens vierzehn Leute warteten mit uns auf das Glück, an dem Pfeifchen ziehen zu können.

Meinrad hatte Dutzende von Sieben aus sämtlichen Wasserhähnen der Herberge geschraubt und seine riesige Tafel Afghane mit dem Taschenmesser auf dem Tisch in winzige Krümel gehackt. Im ganzen Raum roch es würzig und gefährlich, aber das konnte auch Simon sein, der ebenfalls zu den Eingeweihten gehörte.

Als Jennifer die vielen, vielen Krümel sah, lachte sie. »Mit dem Zeug könntest du eine ganze Armee high machen, du Idiot, ein Viertel hätte es auch getan. Jetzt kannst du es nicht mehr problemlos aufbewahren.«

»Egal«, sagte Meinrad. »Wir zischen uns das jetzt rein, die volle Dröhnung. Der absolute Jahrhundertrausch. Da werden wir unseren Enkelkindern noch von erzählen.«

»Hast du Zigaretten besorgt?« fragte Jennifer.

Meinrad knallte mit großartiger Geste eine Packung auf den Tisch. Eine Menge der wertvollen Krümel stoben durch die dadurch entstandende Zugluft im Zimmer herum.

»Okay«, sagte Jennifer. »Dann sollten jetzt alle, die noch nicht auf Lunge geraucht haben, ein bißchen üben. Sonst könnt ihr die Wirkung von dem Zeug da vergessen. Das kommt nämlich gar nicht in eurem Gehirn an.« Sie entzündete eine Zigarette und reichte sie Simon weiter.

»Zeig mal, was du kannst.«

Simon nahm die Zigarette etwas ungeschickt in die eine Hand und zog einmal daran.

»Das richtige Ende, aber ansonsten völlig falsch«, kicherte Jennifer überlegen. »Was du tust, ist paffen. Du inhallierst den Rauch nicht, du ziehst ihn bloß in die Mundhöhle und pustest ihn wieder raus. Wenn du auf Lunge rauchen willst, mußt du den Rauch tief einatmen.«

Simon zog erneut an der Zigarette und brach gleich darauf in Husten aus.

»So ist es richtig«, sagte Jennifer und nahm ihm die Zigarette weg. »Und jetzt du, Sissi.«

Mir kratzte der Hals schon vom bloßen Zuschauen wie verrückt. Ich nahm die Zigarette und beäugte sie mißtrauisch.

»Also, das ist eigentlich nicht meine Marke«, sagte ich.

»Angst?« erkundigte sich Jennifer.

»Nee«, erklärte Jens an meiner Stelle. »Aber wir rauchen prinzipiell nicht.«

»Dann könnt ihr auch kein Hasch rauchen«, sagte Jennifer.

»Ich denke, man kann es sich auch in den Tee rühren«, erinnerte ich sie. »Oder Plätzchen damit backen.« Letzteres erschien mir die einzig wahre Methode, sich das Zeug zuzuführen. So harmlos.

»Wer nicht will, kann zugucken«, sagte Meinrad, der allmählich ungeduldig wurde. Immer mehr von den winzigen Krümeln verkrümelten sich im wahrsten Sinne des Wortes durch die Luftverwirbelungen, welche die vielen Personen verursachten. Allerdings war immer noch mehr als genug da.

Meinrad, als Gastgeber, durfte den ersten Zug nehmen. Jennifer zeigte ihm, wie man das Zeug auf den Wasserhahnfilter legte und anzündete. Meinrad wollte sich sogleich die Pfeife in den Mund stecken.

»Warte noch, du Dummkopf«, warnte ihn Jennifer. »Das Zeug darf nicht mehr rot glühen, sonst verbrennst du dir den Hals.«

Wir anderen beugten uns gespannt vor und beobachteten, wie der grün-braune Afghane vor sich hinglühte. Endlich war es soweit. Meinrad nahm den ersten Zug. Etwas enttäuscht reichte er die Pfeife weiter an Kati.

»Und da kriegt man bestimmt keine Pickel von?« fragte sie noch einmal, dann zog auch sie an der Pfeife. Auch bei ihr zeigte sich keine Wirkung.

Nach ihr war Simon an der Reihe, dann Jennifer, Robert Lakowski, Leni, Valerie und all die anderen. Ganz zum Schluß ich. Ich nahm die Pfeife vorsichtig in die Hand und setzte meine Lippen an das kleine Löchlein. Dann saugte ich ganz sachte etwas Luft ein.

Nichts passierte.

Jennifer lächelte mich an. »Das kommt, weil du nicht auf Lunge rauchen kannst.«

Ich sah die anderen scharf an, aber sie sahen alle nicht so aus, als würden sie irgend etwas spüren. Meinrads komischer Bekannter hatte ihm sicher eine Attrappe geschenkt.

»Spürst du irgendwas?« fragte ich Jens. Der schüttelte den Kopf.

»Nicht das geringste.«

»Weil ihr nicht auf Lunge rauchen könnt.« Jennifer erinnerte mich allmählich an eine hängengebliebene

Schallplatte. »Außerdem muß man ja auch mehr als einmal ziehen.«

»Ja«, schrie Meinrad. »Wir haben ja noch genug von dem Zeug. Probieren wir es einfach noch einmal.«

Aber dazu kam es nicht mehr. Denn genau in diesem Augenblick klopfte es draußen an die Tür, die natürlich wohlweislich abgeschlossen worden war.

»Scheiße!« rief Meinrad. »Das ist bestimmt der Alke. Schnell, sammelt das Zeug ein.«

So rasch wir konnten, fegten wir die Afhghanenkrümel in unsere Nachthemden und Schlafanzüge, Simon nahm sogar einen seiner Pantoffel als Auffangbehälter.

Es klopfte erneut, diesmal schon lauter.

»Wer ist denn da?« rief Robert Lakowski. Und weil er echt beschränkt war, setzte er hinzu: »Wir schlafen doch schon.«

»Hier riecht es nach Rauch«, sagte Alkes Stimme vor der Tür. »Machen Sie sofort auf.«

»Los, los, alle die nicht in dieses Zimmer gehören, ins Bad, und runter mit dem Zeug im Klo«, zischte Meinrad. Wir mußten uns zu zehnt in das mickrige Bad quetschen, Meinrad sperrte die Tür hinter uns zu.

Es war in dem Gedränge gar nicht so einfach, den ganzen Afghanen ins Klo zu kippen, aber schließlich hatten wir es geschafft. Wir wagten es allerdings nicht, abzuziehen, weil der Alke jetzt nebenan im Zimmer war. Mucksmäuschenstill und praktisch ohne zu atmen, lauschten wir, was nebenan gesprochen wurde. Jens und ich standen zusammen in der Dusche. Ich fühlte seinen Atem in meinem Nacken, fast so, als würde er mir mit Absicht in die Haare pusten. Weil es ein schönes Gefühl war, tat ich so, als würde ich nichts merken.

»Hier riecht es nach Rauch, ich konnte nicht schlafen«, behauptete der Alke hartnäckig. Das war ja wieder mal typisch: Seinen eigenen Gestank nahm er nicht wahr, aber wenn vier Zimmer weiter eine Zigarette qualmte, konnte er angeblich nicht schlafen.

»Ich habe nämlich eine feine Nase«, setzte Alke zu allem Überfluß hinzu.

»Das ist aber kein Rauch, was Sie riechen«, hörten wir Robert Beschränkt-Lakowskis Stimme. »Das ist ...«

»Marlboro«, fiel ihm Meinrad ins Wort. »Sie haben uns erwischt, Herr Alke.« Seine Stimme bekam jetzt einen weinerlichen Tonfall. »Wir wollten einfach mal cool sein, verstehen Sie, wenigstens einmal wollten wir rauchen, damit wir wissen, wie das ist.«

»Aber, aber«, sagte der Alke. »Seien Sie doch froh, daß Sie nicht rauchen müssen. Jährlich sterben Hunderttausende an Lungenkrebs. Ich selber habe mir nur mit Müh und Not das Rauchen abgewöhnen können. Akupunktur, Hypnose, Nikotinpflaster, ich habe alles versucht. Erst nach monatelangem Entzug habe ich es endlich geschafft. Rauchen ist die Pest.«

»Sie haben ja so recht«, schleimte Meinrad. »Sehen Sie, wir haben auch nur eine Zigarette geraucht, und die hat uns nicht geschmeckt, Ehrenwort. Wir machen es ganz bestimmt nicht wieder.«

»Das finde ich gut«, sagte der Alke, leichtgläubig wie er nun mal war. »Und wenn Sie es doch noch mal machen wollen, dann nicht in diesem Zimmer, ist das klar. Sonst gehen die Feuermelder an, und Frau Gürteler und ich schicken die Verursacher nach Hause. Haben Sie das soweit verstanden, Herr Sost?«

»Ja, völlig«, schleimte Meinrad etwas verblüfft weiter.

»Und sagen Sie den Mädchen im Bad, sie sollen in ihre Zimmer zurückgehen«, setzte Alke hinzu. »Es ist schon lange nach elf.«

»Äh«, stotterte Meinrad nebenan und wir hielten einmal mehr die Luft an. So doof, wie er aussah, war Alke nun auch wieder nicht. Nach diesem ziemlich guten Schuß ins Blaue verließ er das Zimmer wieder. Wir konnten sein Gesicht zwar nicht sehen, uns aber sein triumphierendes Lächeln sehr gut vorstellen.

Meinrad riß die Tür auf. »Das war knapp«, sagte er. »Wo ist der gute Afghane?«

»Im Klo«, sagte Jens.

Meinrad stöhnte. »O Gott, das ganze gute Zeug im Klo runtergespült! Seid ihr des Wahnsinns?«

»Hast du doch selber angeordnet«, verteidigte sich Leni, die den Bärenanteil in ihr Nachthemd und von da ins Klo gefegt hatte.

»Es ist noch nicht runtergespült«, meinte Kati. »Wir könnten es aus dem Klo fischen und trocknen lassen.«

Meinrad sah sie an, als habe sie den Verstand verloren. »Vergiß es. Lakowski war vorher auf diesem Klo, und es hat gestunken wie Jauche. Da hole *ich* nichts mehr raus.«

»Ich auch nicht«, riefen wir alle, einschließlich Robert.

»Ich hab' noch was«, ließ sich Simon vernehmen und zeigte seinen Pantoffel her. Auf der leicht aufgequollenen Sohle fand sich ein ganzer Haufen Afghanenkrümel.

»Iiiiiiih«, stöhnten wir einstimmig. »Vergiß es!«

»Das ganze schöne Zeug«, jammerte Meinrad. »Es ist alles zum Teufel!«

Von draußen klopfte es erneut an die Tür.

»Ich sagte, die Mädchen sollen in ihre Zimmer gehen«, hörten wir Alkes Stimme. »Und ich meinte: sofort.«

Und damit war die Aktion sozusagen beendet.

Da der Afghane für immer verloren war, mußten wir uns auf dieser Klassenfahrt anderen Dingen zuwenden. Tagsüber sorgten der Alke und das Gürteltier für jede Menge Action, das meiste davon hatte was mit Kultur zu tun und war in der Regel eher langweilig. Einmal gingen wir mit ihnen zu einer Technoparty, das fanden sie wohl cool. Mit Lehrern zu einer Technoparty – also, was Bescheuerteres gab es ja kaum.

Aber ab und zu ließen sie uns auch in kleinen Gruppen durch die Stadt ziehen und machen, was wir wollten.

Wir fuhren dann endlos lange mit der U-Bahn, spazierten den Ku'damm auf und ab und verbrachten Stunden im berühmten KadeWe, dem Kaufhaus des Westens. Erst testeten wir die Delikatessenabteilung, dann die Spielwarenabteilung und ließen uns in den Fotoautomaten ablichten, vier Fotos für fünf Mark. Immer zu zweit rein in den Automaten, blitzen lassen, rausspringen und die nächsten zwei auf den Hocker hechten lassen. Die Bilder, die dabei rauskamen, waren megakomisch.

Das und unsere Spaziergänge über diverse Flohmärkte hätten einen Riesenspaß gemacht, wenn nicht immer und überall Jennifer dabeigewesen wäre. Sie hatte eigentlich alles schon mal gemacht, daher schienen sie unsere Aktivitäten zu langweilen. Außerdem wußte sie grundsätzlich alles besser und war der geborene Spaßverderber. Aber den absoluten Megahammer packte sie erst am dritten Tag aus.

»Ach übrigens«, sagte sie aus heiterem Himmel in der U-Bahn. »Hab' ich euch schon erzählt, daß ich jetzt mit Konstantin Drücker zusammen bin?«

Das war ungefähr genauso, als habe sie mir einen Dolch ins Herz gestoßen. Ich röchelte bloß.

»Jedenfalls so gut wie«, setzte Jennifer hinzu. »Letzten Freitag waren wir zusammen in der Eisdiele, und da hat er meine Hand gehalten.«

Das war die Wahrheit, ich spürte es genau. Konstantin hatte sich nicht umsonst bei mir nach ihr erkundigt. Nicht mal die Geschichte mit dem Musiklehrer hatte ihn abgetörnt. Im Gegenteil, vermutlich. So waren die Männer.

»Bist du jetzt traurig?« fragte Jennifer.

»Ich?«

»Ja, du. Konstantin hat mir gesagt, daß du ganz schrecklich in ihn verschossen bist.«

»Das hat er gesagt?« Dieser Blödmann. Wie kam er denn nur darauf?«

»Ja«, sagte Jennifer. »Hat er. Er findet dich, glaube ich, auch ganz süß. Nur in Mathe bist du ihm einfach zu dämlich. Außerdem steht er mehr auf Frauen mit Erfahrung, wenn du verstehst, was ich meine. Ich hab' ihm gesagt, daß du noch ein ganz unschuldiges Küken bist.«

»Ich?« Ha, das hatte er ihr im Leben nicht abgenommen, nach allem, was ich ihm gesagt hatte, über Oralsex und so.

»In der Liebe und im Krieg ist alles erlaubt«, sagte Jennifer. »Aber gib noch nicht auf. Noch hast du ja eine Chance, das Ruder herumzureißen. Das ist ein lustiger Wettkampf zwischen uns beiden, und es macht mir immer mehr Spaß zu gewinnen, wenn ich ebenbürtige Gegner habe.«

Dieses Biest! Der würde ich es zeigen. Die sollte Konstantin nicht bekommen, und damit basta. Wie sie schon gesagt hatte, im Krieg und in der Liebe war alles erlaubt. Nun würde sie mich mal kennenlernen. Sobald wir aus Berlin zurückkamen. Ich hatte ja noch gar nicht angefangen, um Konstantin zu kämpfen! Aber jetzt würde ich es nicht mehr seinetwegen tun, sondern um dieser eingebildeten Ziege zu zeigen, was eine Harke war.

Daß Jennifer mir Konstantin streitig machen wollte, berührte meine Freundinnen nicht weiter. Erst als sie sich, vermutlich aus Langeweile, gleichzeitig an Meinrad *und* Robert ranschmiß, erwachte in Kati und Valerie der tief in ihrem Inneren verschüttete Gerechtigkeitssinn. Kati war nämlich seit neuestem in den beschränkten Robert verknallt und Valerie immer noch hartnäckig hinter Meinrad her.

Leni blieb von Jennifers Machenschaften unberührt, sie schwärmte weiter für Johnny Depp und für sonst niemanden – und den konnte ihr nicht mal Jennifer wegschnappen.

Aber mit Meinrad und Robert gelang ihr das vortrefflich. Es war unglaublich, wie sie alle beide gleichzeitig beflirtete. Beschränkt wie die waren, hatten sie nur noch Augen für Jennifer.

Valerie wuchsen vor Zorn gleich ganze Pickelkolonien.

»Ich sollte Gruppennamen für sie erfinden«, klagte sie vor dem Spiegel. »Jeden einzelnen zu taufen wird geradezu ein Ding der Unmöglichkeit. Und daran ist ganz allein Jennifer schuld.«

»Die ist ja so gemein«, stimmte Kati mit ein. »Tut so, als sei sie unsere Freundin, und dann schnappt sie uns die Typen vor der Nase weg. Ich bin sicher, daß sie das bloß aus purer Gemeinheit tut. Wenn ich in Simon verliebt wäre, dann würde sie sich den grapschen.«

Aber in Simon war niemand verliebt, obwohl das auch nicht so viel abwegiger war, als sich in den beschränkten Robert zu vergucken. Als wir am vorletzten Abend im Gruppenraum eine offizielle Klassenfete feierten, wollte niemand mit Simon tanzen. Dabei fragte er beinahe jedes Mädchen mit einer Hartnäckigkeit, die Mitleid erregen konnte.

Jede hatte eine andere Ausrede: »Ich muß mal – ich wollte gerade mal aussetzen – ich hab' mir den Fuß gebrochen ...« Die Möglichkeiten waren vielfältig.

Natürlich war Simon nicht doof, er hätte merken müssen, daß es sich nur um Ausreden handelte. Aber er ging weiter von Mädchen zu Mädchen und holte sich seine Körbe ab.

Jennifer tanzte abwechselnd, später gleichzeitig mit Robert und Meinrad. Kati und Valerie standen zähneknirschend am Rand und sahen ihnen zu. Später setzten sie sich in eine Ecke und steckten die Köpfe zusammen.

Vermutlich schmiedeten sie ein Mordkomplott gegen Jennifer. Ich würde sie nicht daran hindern.

Ich tanzte ein paarmal mit Jens, der mir wie schon so oft als der einzige normale Mensch auf der Welt erschien. Außerdem sagte er, daß ihm Jennifer auf den Nerv ginge, und das war mir natürlich aus dem Herzen gesprochen.

»Alle Jungs finden Jennifer aber toll«, sagte ich.

»Ich weiß nicht, was an der toll sein soll.«

»Na ja, alles eben«

»Nee«, sagte Jens. »Mein Typ ist sie jedenfalls nicht.«

»Vielleicht nur nicht, weil sie kein Interesse an dir hat?«

»Ach was! Die hat an jedem Jungen Interesse. Gestern in dieser blöden Technodisco für Minderjährige hat sie sich ganz schön an mich rangeschmissen. Sie hat gesagt, ich sei der süßeste Junge der ganzen Klasse.«

»Und was hast du gesagt?« Das war ja wohl nicht zu fassen.

»Danke«, sagte Jens.

»Und dann?« Ich mußte lachen.

Jens lachte auch. »Dann hab' ich ihr noch gesagt, daß ich in ein anderes Mädchen verliebt bin.«

»In welches denn?«

Jens wurde plötzlich ernst. »Das sag' ich dir draußen. Komm, wir gehen eine Runde spazieren.«

Ich hatte nichts dagegen. Gemeinsam schlenderten wir zum Seeufer hinunter. Es war schon ziemlich dunkel, man konnte nicht genau sehen, wo man hintrat. Jens nahm meine Hand, was ein gutes Gefühl war, genau wie sein Atem in meinem Nacken in der Dusche neulich.

»Also, wer ist es?« fragte ich gespannt. Hoffentlich war

es eine nette, eine, die ich kannte. Allerdings vermutete ich stark, daß ich sie sehr gut kennen würde.

»Da steht jemand auf dem Steg«, meinte Jens. »Es sieht aus, als ob er ins Wasser springen wollte. Hey, du da!«

»Kommt nicht näher«, schrie die Gestalt auf dem Steg. Es war Simon. »Ich gehe ins Wasser.«

»Spinnst du?« schrie ich. »Das ist höchstens zehn Grad warm oder so.«

»Das kann mir nur recht sein«, rief Simon. »Um so schneller ist es mit mir vorbei.«

Ungeachtet seiner Warnung waren wir mittlerweile auf dem Steg angelangt.

»Nicht näher kommen, habe ich gesagt«, wiederholte Simon.

»Hey, Simon, was soll denn das?«

»Das kann ich euch sagen. Ich hab's satt!«

»Was denn?«

»Das Leben«, sagte Simon: »*Mein* Leben. Könnt ihr euch eigentlich vorstellen, wie ich mich fühle? Keiner mag mich, keiner. Heute abend habe ich die Probe aufs Exempel gemacht. Ich hab' jedes einzelne Mädchen gefragt, ob sie mit mir tanzen möchte, aber keine hat ja gesagt. Keine einzige!«

Ich schwieg betroffen. Ich war diejenige, die behauptet hatte, ihr Fuß sei gebrochen. Aber ich hatte ja nicht ahnen können, daß Simon es so schwer nehmen würde.

»Ich springe jetzt«, rief er.

»Simon, nicht«, rief Jens zurück. »Das ist doch kompletter Blödsinn. Es stimmt doch gar nicht, daß dich niemand mag.«

»Ach nein? Und warum sitzt dann in der Schule niemand neben mir? Warum machen immer alle Witze über mich und rümpfen die Nase, wenn ich komme? Warum will keiner mit mir tanzen? Und warum will niemand Hasch für Hunderte von Mark aus meinem Pantoffel nehmen? Könnt ihr mir das vielleicht erklären?«

»Ja«, sagte Jens. »Dafür gibt es eine ganz einfache Erklärung.«

»Und die wäre?«

»Das sage ich dir erst, wenn du wieder mit uns reinkommst.« Ich konnte nicht anders, ich mußte Jens für diesen Schachzug bewundern. Und er wirkte. Simon zögerte zwar noch, aber dann drehte er sich um und kam auf uns zu. Jens packte ihn am Arm.

»Mensch, du machst vielleicht bescheuerte Sachen«, meinte er.

»Ich mach's wieder«, beteuerte Simon. Immerhin ließ er sich einigermaßen bereitwillig ins Haus zerren. Wir ließen die Klassenfete sausen und setzten uns mit ihm in eines der Etagenrondelle. Dort führten wir ein langes Gespräch über Körpergeruch, Pickelausdrücken während des Unterrichts und andere Eigenschaften sowie Angewohnheiten, die das Freundefinden erschwerten. Obwohl wir sehr diskret auf Hautarzt, diverse Deodorants und die Möglichkeit hinwiesen, seine Pullover öfter als einmal jährlich in die Waschmaschine zu schmeißen, heulte Simon am Ende.

»Wenn das doch alles wäre!« schluchzte er.

»Das *ist* alles!« beschwor ich ihn. »Sieh dir zum Beispiel diesen beschränkten Lakowski an. Der hat auch Pickel, und er ist viel doofer als du. Niemand hat jemals einen vernünftigen Satz aus seinem Mund gehört. Aber trotzdem tanzen die Mädchen mit ihm.«

»Das stimmt«, schniefte Simon, aber er war immer noch der Ansicht, daß ihn nicht sein Körpergeruch oder seine unappetitlichen Quetschspielchen zum Außenseiter machten, sondern ein unbestimmtes, ein quasi angeborenes Flair, das ihn umgab.

»Mein Bruder Konstantin ist ganz anders als ich. Alle Mädchen sind in ihn verknallt«, schniefte er. »Du doch auch, Sissi!«

»Quatsch!« sagte ich schnell, aber Jens sah mich so durchdringend an, daß ich errötend hinzusetzte: »Jedenfalls jetzt nicht mehr.«

Jens sah mich noch eine Sekunde lang an, dann wandte er sich wieder Simon zu. »Simon, beliebt wird man nicht von heute auf morgen. Aber wenn du unseren Rat befolgst und nach ein paar Wochen keine Besserung eingetreten ist, dann kannst du dich von mir aus im Wannsee ertränken.«

Simon lächelte schief. »Dann sind wir doch längst wieder zu Hause.«

»Das stimmt. Aber du kannst dich ja auch vor den Zug schmeißen. Ehrlich, wenn sich bis zum Sommer nichts getan hat, binde ich dich eigenhändig auf den Schienen fest.«

»Das fehlte noch«, sagte Simon, aber sein Lächeln wurde etwas kräftiger. Sicherheitshalber ließen wir ihn für den Rest der Nacht nicht mehr aus den Augen.

Auf der Heimfahrt im Zug kam Meinrad auf die Idee, eine Mißwahl zu veranstalten.

»Wir wählen eine Jury, und die Mädchen müssen in Unterwäsche an uns vorbeigehen und über ihre Hobbys sprechen«, sagte er.

»Du bist wohl nicht gar gebacken«, meinte das Gürteltier.

»Sie können gerne mitmachen, Frau Gürteler«, sagte Meinrad. »Was ist, Jennifer, Sissi, Kati, macht ihr mit?«

Ich zeigte Meinrad einen Vogel. »Wie wär's denn mit einer Misterwahl? Der, der die meisten Popel aus seiner Nase holt, gewinnt. Ich denke, da hast du gute Chancen.«

Meinrad winkte ab. Die Mißwahl fand dann ohne mich statt, und natürlich gewann Jennifer und bekam das Prädikat »Miß 9 a« ausgestellt. Valerie, die auf Platz 2 gelandet war, bekam vor Wut eine neue Pickelkolonie.

»Das ist ein ganzer Kontinent«, sagte sie.

»Ich glaube, ich kriege auch einen«, schimpfte Leni, zum allerersten Mal ebenfalls böse auf Jennifer. Die hatte die Jury nämlich explizit auf Lenis X-Beine und ihren angeblich zu kurzen Hals hingewiesen, weswegen sie auf dem letzten Platz gelandet war.

Mein Mitleid hielt sich in Grenzen. Ich machte einen Spaziergang durch den ganzen Zug, einmal bis zum Ende und wieder zurück. Dabei traf ich auf Jens.

»Für mich gibt es nur eine einzige wahre Miß 9 a«, sagte er, und da legte sich der Zug so in die Kurve, daß ich das Gleichgewicht verlor. Jens fing mich auf, und ehe ich wußte, was geschah, küßte er mich mitten auf den Mund. So richtig echt, mindestens fünf Sekunden lang.

»Entschuldige«, sagte er dann.

Mein Lachen klang etwas unecht. »Du mußt dich nicht

entschuldigen. Das war – wunderschön. Von mir aus können wir gerne noch etwas üben. Das wollte ich schon lange mal.«

»Üben?«

»Ja, für Konstantin. Du weißt schon, Simons Bruder, der, der Jungfrauen blöd findet.«

Jens starrte mich entsetzt an. »Du willst mit mir für diesen – Vollidioten *üben*?«

Ich nickte. Was hatte er denn auf einmal?

»Das könnte dir so passen!« rief er, drehte sich um und rannte den Gang runter.

»Jens!« schrie ich ihm hinterher. »Was ist denn los?«

Aber Jens tat, als hörte er mich nicht. Völlig verwirrt kehrte ich zurück in unser Abteil. Hier überraschte ich allerdings nur Meinrad und unsere Miß 9 a. Sie knutschten auf das heftigste miteinander herum, und wenn ich mich nicht sehr täuschte, war Meinrads Hand unter Jennifers T-Shirt. Ich malte mir voller Schadenfreude aus, wie ein Klümpchen Kaugummi an Jennifers Rippe festklebte oder ein schlimmeres Klümpchen, eins, das seinen Ursprung in Meinrads Nase hatte.

»Laßt euch nicht stören«, sagte ich schaudernd und pflanzte mich auf meinen Platz. Dummerweise ließen sich die beiden davon wirklich nicht stören. Sie knutschten einfach weiter. Eine Weile hörte ich mir ihr eigenartiges Schmatzen und Schnalzen an, dann wurde mir schlecht, und ich beschloß, die Heimfahrt auf dem Gang zu beenden. Jens war nirgendwo zu sehen. Dafür tauchten Kati, Leni und Valerie auf.

»Gut, daß du da bist«, sagte Valerie. »Wir wollten soeben eine Versammlung einberufen.«

»Weswegen?«

»Wir wollen darüber abstimmen, ob Jennifer weiterhin Mitglied in der Band bleibt oder nicht. Wir sind dagegen.«

»Ich war immer schon dagegen«, erinnerte ich sie.

»Dann ist es also einstimmig beschlossen: Jennifer fliegt raus!«

»Weil sie mit Meinrad rumknutscht?«

»Weil sie nicht singen kann«, korrigierte mich Valerie. Immerhin wurde sie dabei ein bißchen rot.

Jens tauchte während der ganzen Zugfahrt nicht mehr auf. Ich sah ihn erst wieder, als wir ausstiegen. Und da hatte er es sehr eilig. Ich nahm meine Reisetasche und rannte hinter ihm her. »Hey!«

»Was willst du?« Jens sah mich an, als ob ich eine Made in seinem Frühstücksmüsli wäre.

»Was hast du denn auf einmal?«

»Also, wenn du das nicht selber weißt ...« Jens schulterte seine Tasche und ließ mich einfach stehen. Ich wußte nicht warum, aber plötzlich fühlte ich mich sterbenselend.

11.

Ich fühlte mich das ganze Wochenende über ziemlich mies, dabei war Mama seit langer Zeit endlich mal wieder nett zu mir. Auch Papa und Dörte, die mittlerweile ziemlich schwanger aussahen – Papa hatte sich aus purer Solidarität einen Bauch angefressen, der mindestens so dick war wie Dörtes –, waren gut drauf, als ich sie besuchte.

Ich erzählte ihnen von unserem Afghanentrip, und da kugelte Papa sich vor Lachen beinahe auf dem Boden, so lustig fand er das. Er lud uns erst ins Kino und danach zum Italiener ein, was echt klasse war. Aber die ganze Zeit über mußte ich an Jens denken und daran, wie sauer er ausgesehen hatte.

Als ich Sonntagnachmittag wieder zu Hause war, rief ich sofort bei ihm an.

»Der ist nicht da«, sagte seine Mutter. »Er ist mit seinem Vater Modellflugzeuge fliegen lassen.«

Ich legte betroffen auf. Wenn Jens sich freiwillig mit den Modellflugzeugen abgab, dann mußte er in echt schlechter Verfassung sein.

Montags in der Schule sah ich ihn endlich wieder. Aber er tat so, als würde er mich gar nicht bemerken. Ich fühlte mich wie pure Luft.

In der großen Pause hielt ich es nicht mehr aus. Ich ging zu ihm hin und zupfte ihn am Ärmel.

»Jens, jetzt sag doch endlich, was los ist!«

»Nichts«, sagte Jens. »Oh, sieh mal, da ist dein geliebter Konstantin. Geh schnell hin, sonst schnappt ihn sich Jennifer noch vor dir.«

Ich drehte mich um. Tatsächlich, da lief Konstantin quer über die Schulstraße. Und von der anderen Seite kam Jennifer auf ihn zu. Um die dicken Knutschflecken von Meinrad hatte sie ein Halstüchlein gebunden.

»Konstantin ist mir scheißegal«, sagte ich zu Jens, aber der war einfach gegangen.

Die große Liebe kommt entweder schleichend oder mit einem großen Knall, habe ich ganz zu Anfang geschrieben. Bei mir, dachte ich, sei sie mit dem großen Knall gekommen. Aber das war nicht wahr. In Wirklichkeit hatte sie schleichend von mir Besitz ergriffen, so ganz, ganz heimlich. Deshalb hatte ich auch nichts davon bemerkt.

Bis jetzt. Als ich Jens so davongehen sah, da wußte ich, daß ich ihn liebte, und nicht Konstantin. Und vermutlich war ich das Mädchen, von dem Jens gesprochen hatte, das, in das er verliebt war. Eigentlich war mir das schon vorher klar gewesen, ich war ja nicht völlig blöd.

Aber da war wohl im Augenblick nichts mehr zu machen. Jens war und blieb verstockt bis zum letzten. Ich beobachtete ihn in jeder freien Minute, aber er sah nicht einmal mehr zu mir her.

Am nächsten Tag – Dienstag – fühlte ich mich noch mieser. Aber ich hätte um nichts in der Welt die Schule verpassen mögen, denn dann hätte ich ja Jens nicht sehen können. Auch wenn es weh tat, daß ich für ihn unsichtbar war.

Immerhin hatten wir in Simon eine Art Bindeglied zueinander, denn wir fühlten uns beide für ihn verantwortlich. Unsere Ratschläge in Berlin hatten gefruchtet: Simon hatte sämtliche Pickelspiegel aus seinem Pult entfernt und seine Garderobe um mehrere Hemden erweitert.

»Die hab' ich schon immer gehabt«, sagte er, damit ich bloß nicht auf den Gedanken kam, er habe sie sich neu gekauft.

Außerdem benutzte er ein Deo. Eines von der Marke Mückentod, aber es war allemal besser als vorher.

An diesem Tag regnete es in Strömen. Wir warteten vor unserem Klassenraum auf das Gürteltier und beobachteten, über das Treppengeländer gelehnt, wie Scharen von nassen Schülern die Stufen hinaufströmten. Jeder hatte eine Kapuze an, von hier oben sahen alle gleich aus.

Ich weiß nicht mehr, wer von uns beiden als erster auf die Idee kam, auf die Kapuzen zu spucken, Simon oder ich. Auf jeden Fall spuckten wir in schönstem Einvernehmen, und wir trafen ziemlich gut. Niemand merkte etwas.

Aber dann passierte das Unheil.

Ich spuckte mit unübertroffener Zielsicherheit nach einem dunkelblauen Wetterjäckchen, als der Kapuzenträger just im selben Sekundenbruchteil seinen Schädel entblößte. Und meine Spucke landete mittenmang auf einem Kahlschädel. Mir war, als hörte ich das Aufklatschen bis hier oben.

Die Glatze gehörte niemandem anders als unserem Direktor, und der hob erstaunt den Kopf und sah mir direkt ins Angesicht. Ich starrte wie paralysiert zurück. Leider erkannte mich der Direktor sofort wieder. Er erinnerte sich sogar noch an meinen vollständigen Namen.

»Elisabeth Jakobi«, donnerte er. »Ich denke, du folgst mir am besten in mein Zimmer.«

Ich seufzte. Das war wieder mal so richtig typisch für mich. Von allen Glatzen dieser Schule traf ich ausgerechnet die meines Direktors. Da sollte mir noch mal jemand sagen, das Schicksal sei nicht parteiisch.

Alle, die das kleine Intermezzo mitbekommen hatten, klopften mir mitleidig auf die Schulter – alle, nur Jens nicht. Er starrte weiter durch mich hindurch. Das kam mir beinahe schlimmer vor als die Strafpredigt, die der Direktor mir hielt. Natürlich ließ er meine Entschuldigung nicht gelten, von wegen, daß ich ihn in seinem Wetterjäckchen ja nicht erkannt hätte.

»Man soll grundsätzlich niemanden bespucken«, sagte er und brummte mir für die ganze Woche Turnhallendekorationsdienst auf. Am Wochenende fand nämlich unsere 25-Jahr-Feier statt. Mir blieb nichts anderes übrig, als mich zu fügen. Meiner Mama würde ich sagen, daß ich mich freiwillig gemeldet hätte. Vielleicht würde sie es ja schlucken.

Als ich dann später in den Klassenraum kam, schauten alle zu mir her, das heißt, alle außer Jens. Für ihn war ich immer noch Luft. Das machte mich echt fertig!

»Übermorgen schreiben wir die vorletzte Mathearbeit«, sagte das Gürteltier. »Und es gibt hier einige, die eine Drei schreiben müssen, um einem blauen Brief zu entgehen. Sissi, ich kann nur hoffen, deine Nachhilfestunden haben sich für dich gelohnt!«

Ich sah zu Jens hinüber, aber der sah natürlich woandershin. Das war so schrecklich, daß ich es nicht mehr aushalten konnte. Ehe ich wußte, wie mir geschah, legte ich den Kopf auf die Tischplatte und heulte los. Es kam einfach so über mich.

Das Gürteltier trat besorgt näher. »Was ist denn los?«

»Magenschmerzen«, schluchzte ich. »Ganz schreckliche Magenschmerzen.«

Das Gürteltier befühlte meine Stirn. »Und ganz heiß bist du auch«, sagte sie. »Kati geht mit dir ins Sekretariat, und von dort rufst du deine Mutter an, einverstanden?«

»Ja«. Ich wollte nur noch nach Hause in mein Bett und für immer darin bleiben. Bevor ich die Klasse verließ, drehte ich mich noch einmal zu Jens um. Diesmal sah er mich an, mit ganz großen Augen sogar.

Mama steckte mich sofort ins Bett. Sie brachte mir Zwieback mit Milch, stopfte mir jede Menge Kissen in den Rücken und gab mir meine Lieblingsbücher zum Lesen. Wenn ich nicht so unglücklich gewesen wäre, hätte ich vor Freude gejodelt. So aber starrte ich teilnahmslos vor mich hin und grübelte über das Leben nach. Gerade im Augenblick würde Konstantin vergelblich vor unserem Klassenraum auf mich warten. In der Eile hatte Mama ganz vergessen, die Nachhilfestunde abzusagen. Mir war's egal.

Irgendwann hörte ich es unten an der Haustür klingeln, und etwas später schob Mama Jens durch die Kinderzimmertür.

Meine Übelkeit war mit einem Schlag verflogen.

»Ich bin gekommen, um mit dir für die Mathearbeit

übermorgen zu lernen«, sagte Jens sehr sachlich. »Damit du keinen blauen Brief bekommst.«

Ich strahlte ihn an. »Das ist wirklich lieb von dir.« Es war so wunderbar, daß er wieder mit mir sprach, daß ich es nicht wagte, ihn auf das Geschehene anzusprechen.

Er verlor auch kein einziges Wort darüber. Statt dessen lernten wir wirklich Mathe. Und ich verstand zum ersten Mal, wie man eine Gleichung mit drei Unbekannten löste. Es war eigentlich ganz einfach. Man mußte nur das Prinzip kennen.

»Ich glaube, jetzt hast du den Bogen raus«, sagte auch Jens. »Aber sicherheitshalber komme ich morgen noch mal wieder.«

»Mach das«, bat ich ihn überglücklich.

An der Tür drehte Jens sich noch einmal um und nahm etwas aus seiner Hosentasche.

»Ach ja, das hätte ich fast vergessen. Ich hab' noch was für dich.« Er warf mir einen kleinen, in Geschenkpapier verpackten Gegenstand zu und verschwand. Ich wartete, bis ich die Haustür hört, dann wickelte ich neugierig das Papier ab. Als ich sah, was es war, machte mein Herz einen freudigen Hüpfer. Es war der Meteorit, Jens' Glücksstein. Ich legte ihn mir unters Kopfkissen und fühlte mich so gut wie noch nie im Leben.

Bei der Mathearbeit lief alles wie am Schnürchen. Ich machte es genauso, wie Jens es mir erklärt hatte, und eine Gleichung nach der anderen löste sich in Wohlgefallen auf. Das Gürteltier staunte nicht schlecht, als es mir über die Schulter schaute.

»Sieht so aus, als hätten sich deine Nachhilfestunden

bezahlt gemacht«, sagt sie und klopfte mir anerkennend auf den Schädel.

»Ab jetzt brauche ich keine Nachhilfestunden mehr«, erwiderte ich stolz. Und wenn, dann nur mit Jens, fügte ich in Gedanken hinzu.

In der Mathearbeit schaffte ich mindestens eine Zwei, Schule hatte mir schon lange nicht mehr solchen Spaß gemacht. Überhaupt, das ganze Leben war plötzlich wunderbar. In den letzten beiden Stunden, Chemie bei der Klemper, sahen Jens und ich uns ununterbrochen an. Ich tastete nach seinem Glücksstein in meiner Tasche und fühlte mich furchtbar gut. So gut, daß das Genie in mir sich wieder mal meldete. Ich dichtete kurzerhand eine weitere Strophe für meinen Rap, diesmal über das Ende der Welt:

Ich will mit dir erleben
das letzte große Beben.
Ich will mit dir entschweben
in ein ganz neues Leben.

Diese und alle alten Strophen schrieb ich auf ein Ringbuchblatt. Ich fand, mein Rap war die adäquate Antwort auf Jens' Meteoritengeschenk, mindestens genauso originell. Jens konnte ja nicht wissen, daß ich es ursprünglich mal für Konstantin gedichtet hatte. Und es paßte ja schließlich auf alle beide, deshalb kniff ich den Zettel zusammen und stieß Valerie in die Seite.

»Weitergeben, das ist für Jens.«

Mein Brief hatte schon die vorletzte Station vor Jens erreicht, als die Klemper wie ein Habicht nach hinten schoß und Meinrad, diesem Lahmarsch, den Zettel aus der Hand riß, bevor er ihn unter seinen Kaugummis in Sicherheit bringen konnte.

»Was ist das?« fragte sie mit ihrer tiefgekühltesten Stimme, und Meinrad antwortete brav: »Von Sissi für Jens.«

Jens drehte sich zu mir um und hob fragend die Augenbrauen. Ich zuckte nur mit den Schultern. So eine Scheiße!

Die Klemper verzog die Lippen zu ihrem sadistischsten Lächeln und faltete langsam den Zettel auseinander. »Das ist wohl sehr wichtig, daß es nicht bis zum Ende der Stunde warten kann, was?«

»Auf jeden Fall ist es persönlich«, sagte ich. Es konnte unmöglich angehen, daß die Klemper meinen Love-Rap las.

Aber die hatte wohl noch nie was von einem Recht auf Intimsphäre gehört. »Dann wollen wir doch mal sehen, was du so Wichtiges und Persönliches mitzuteilen hast.« Sie hatte den Zettel jetzt ganz entfaltet. »Ich denke mal, das interessiert uns doch alle.«

Diese alte Planschkuh! Mir blieb nichts anderes übrig, als aufzustehen und über den Tisch hinter Meinrads Platz zu klettern.

»Wie gesagt, es ist persönlich«, wiederholte ich und rupfte der Klemper mit einer mindestens ebenfalls so habichtschnellen Bewegung den Zettel aus der Hand.

Die Klasse johlte. Klar, daß die Klemper das nicht gut fand.

»Du impertinentes Frauenzimmer«, zischte sie. »Gib das sofort wieder her, oder du bekommst großen Ärger. Ich zähle bis zehn. Eins, zwei ...«

Während die Klemper wieder mal bewies, daß sie bis zehn zählen konnte, wägte ich die Alternativen gegeneinander ab. Wenn ich den Zettel nicht rausrückte, dann würde ich zum zweiten Mal an diesem Tag zum Direktor müssen, und den eintausendundelften Eintrag ins Klassenbuch erhalten. Das bedeutete Turnhallendekorationsdienst bis drei Tage nach meinem Tod. Gab ich den Zettel zurück, würde die ganze Klasse wissen, was ich Jens geschrieben hatte.

»Zehn«, sagte die Klemper und streckte herrisch ihren Arm aus.

Ich rollte den Zettel zusammen und steckte ihn mir in den Mund. Langsam, unter dem Gegröle der Klasse, versuchte ich ihn mit Speichel einzuweichen. Die Klemper mußte zähneknirschend einsehen, daß sie das Geheimnis niemals lüften würde. Wütend stolzierte sie zu ihrem Pult zurück und klappte das Klassenbuch auf.

»Jakobi stört den Unterricht durch verbotene Nahrungsmittelzufuhr.« So was in der Art trug sie wohl ein, und beim nächsten Elternsprechtag bekam Mama dann wieder was über meinen bevorstehenden Absturz zu hören. Ich würde die Einladung verschwinden lassen müssen. Vielleicht konnte ich sie aufessen.

Die Klasse tobte immer noch. Nur Jens lächelte mir zu. Ich drückte das Papier an meinem Gaumen platt und begann vorsichtig, darauf herumzukauen. Schmeckte nicht mal schlecht, mein Rap.

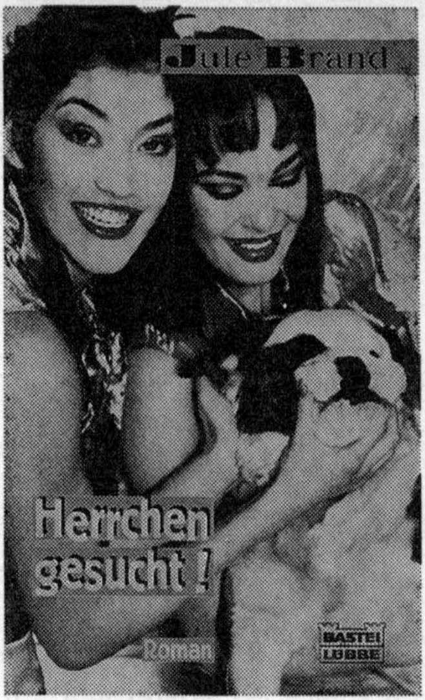

Band 12683

Jule Brand

Herrchen gesucht

Turbulente Liebesabenteuer auf Korsika

Sommer, Sonne, Semesterferien – und nicht nur Hermann, der Hund mit dem verknautschten Gesicht, sucht ein Herrchen, sondern auch Matilda, Caroline und Franziska, denen das Tier beharrlich von Zeltplatz zu Zeltplatz folgt. Nach Prüfungsstreß, deutschem Dauerregen und deutschen Männern sollten es einfach erholsame Wochen in der Sonne werden, welche die drei Studentinnen zusammen mit der langbeinigen Peggy und deren verwöhnter kleiner Schwester verbringen wollten. Doch gutaussehende Yachtbesitzer, phantasievolle Pizzabäcker und Freund Cornelius, der es zu Hause nicht mehr ausgehalten hat, sorgen für Aufregung und Abenteuer...

BASTEI LÜBBE

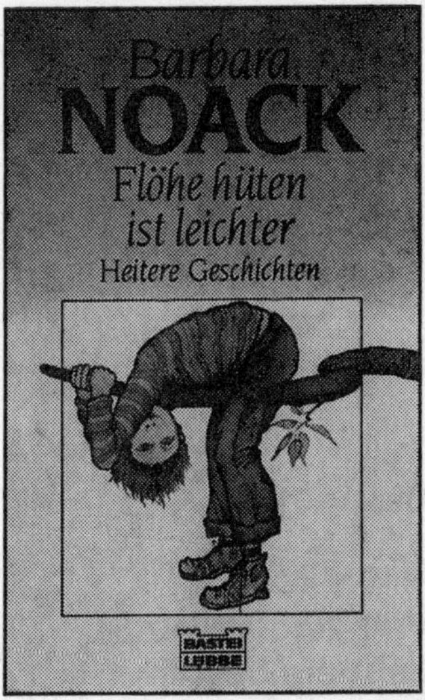

Band 12699

Barbara Noack

Flöhe hüten ist leichter

Neben ihren köstlichen Romanen, die ein Millionenpublikum eroberten, hat Barbara Noack auch bezaubernde Kindergeschichten geschrieben. Mit Herz, aber ohne Sentimentalität abgefaßt, verraten sie ein sicheres Gespür für kindliche Logik und zeigen in treffsicheren Dialogen die Komik im unterschiedlichen Verhalten zwischen Kindern und Erwachsenen auf.

»Flöhe hüten ist leichter« ist eine Sammlung herrlicher Geschichten um Philip, Daniel, Anette, Max, Benjamin, Norbert und all die anderen, angefangen von den ganz Kleinen, die noch hilflos den Erwachsenen ausgeliefert sind, bis zu den fast schon Großen, die die schmerzliche Schwelle zum Erwachsenwerden überschreiten müssen.

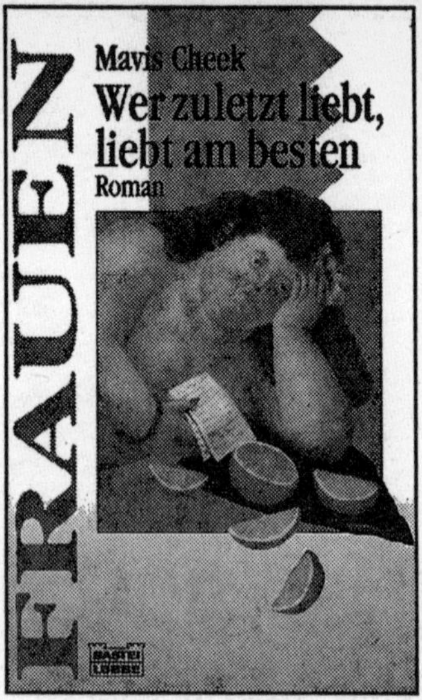

Band 16163

Mavis Cheek

Wer zuletzt liebt, liebt am besten

Höchst widerwillig schreibt Janice Gentle, dick, schokoladensüchtig und menschenscheu, ihre erfolgreichen Liebesromane – und nur aus einem Grund: Solbald sie genug Geld beisammen hat, will sie nach ihrer einzig wahren Liebe suchen, die sie vor zwanzig Jahren verloren hat. Doch als ihre Agentin Sylvia Perth an Herzschlag stirbt und die Lektorin Rohanne Bullbecker aus New York anreist, um Janice Gentle für den renommierten Pfeiffer-Verlag abzuwerben, ist es mit dem Dornröschendasein schlagartig vorbei.
Janice Gentle erkennt, daß sie nach Strich und Faden betrogen wurde. Als sie der schönen und schlauen Ex-Prostituierten Erica von Hyatt begegnet, kommt ihr eine Idee. Und dann heißt es im Roman wie im Leben: Rache ist süß – fast so süß wie Schokolade...

BASTEI LÜBBE